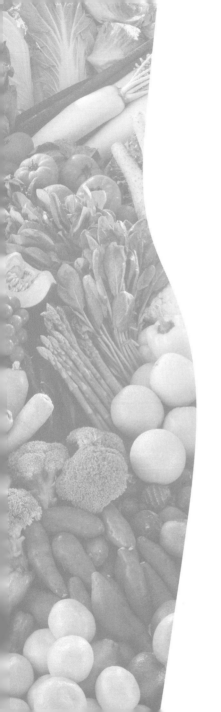

健康になる
食べ物と
栄養素の
教科書

抗がん 抗酸化
免疫力アップ
腸内環境改善
認知症＆ロコモ予防

藤原大美

大織診療所院長
元・大阪大学医学部助教授

現代書林

はしがき

　私達の体は成人では約60兆個もの細胞から成り立っています。元はといえば1個の卵細胞から出発し、どんどん分裂して増え続け、60兆個になったのです。成人後も、新陳代謝でゆるやかな細胞の分裂が続きますが、それも80〜85年ぐらいで終焉を迎えることになります。その間、細胞が増えるためには栄養が不可欠で、「糖質」「蛋白質」「脂質」の三大栄養素を中心に、これらを食事で外から摂り入れることになります。

　すべての生物には寿命があります。人では20歳を過ぎると、体は衰えを見せ始め、40歳頃から明らかに老化が始まります。老化に伴い私達の体にはさまざまな不都合、障害が出現してきます。生活習慣病、がん、認知症、運動器（骨、関節、軟骨）の障害（ロコモ疾患）、免疫力の低下による感染症などです。これらの病気が加齢と共に発生しやすくなるのは、活性酸素が加齢と共に体に溜まりやすくなり、活性酸素による酸化ストレスで体が障害を受けることが最大の原因です。さらに、悪しき生活習慣に基づく生活習慣病が酸化ストレスの増大に拍車をかけ、すべての病気が発生しやすくなるのです。

　生活習慣は自分の努力で改善の余地が充分ありますが、老化は避けようがありません。それでは、老化に伴うがんや認知症、ロコモ疾患などに対しては何ら対策はないのでしょうか？　いいえ、そうでもありません。喫煙などの悪しき生活習慣を改め、良き生活習慣を取り入れることです。一般に、食事の面の努力と運動は良き生活習慣として、すべての病気の予防や対策の基本となります。とりわけ食生活の努力は、病気予防だけではなく、普段の健康の維持のための最も重要な実践目標です。

「食」と「健康」の関係といえば、最近の世の中はまさに健康食品ブームです。日常摂取する食材から始まって、医薬品（サプリメント）様の形態になった健康食品に至るまで、健康に関する情報が溢れています。従来は前者の日常食材に含まれる栄養素の健康効果の記事が中心でしたが、昨今は後者のサプリメント様のものが、健康食品として新聞やテレビの宣伝で幅をきかせています。

　しかし後者は医薬品様に、単一の健康効果を求める健康食品です。日常生活における「食」の健康を求めるとすれば、日々摂取する食材、つまりオール自然食品から、からだ全体の健康効果を見出してゆくことが基本です。本書は、私達が日々摂取しているさまざまな食品には、健康に貢献するどのような栄養素が含まれているかをまとめています。

　これまで健康食品の栄養素の効能については、「抗酸化作用で活性酸素を退治する」「免疫力を高める」「抗がん作用がある」などなど、極めて魅力的な謳い文句でさまざまな健康効果が紹介されています。本当にそこで謳われている効果が期待できるのでしょうか？　本当だとしてもどのような仕組みでそれが可能になるのでしょうか？

　本書は、単に、「この食品は免疫力を高める」や、「この食品はがんによい」という表面的な情報の提供に飽き足らず、各食品に含まれる栄養素の、健康に貢献するメカニズムから説明しています。しっかり読んで頂ければ健康情報として役立つだけでなく、一般教養を高めることにも貢献する「食」の知識をまとめた本です。本書が、読者諸氏の教養を豊かにしつつ、健康の促進に少しでも役立つことになれば、著者にとってこの上ない喜びであります。

　　2019年11月

　　　　　　　　　　　　　　　　　　　　　　　　　　　藤原大美

目次

はしがき ………………………………………………………………………………… 3

第1部 健康増進のために積極的な摂取が望まれる食品

A章 抗酸化食品—生活習慣病、がん、老化の予防に役立つ食品

■抗酸化作用と抗酸化食品についての基本的な知識（一般向） ……… 13

(1)「活性酸素」の基本的な知識 …………………………………………… 14
- ⓐ活性酸素とは？
- ⓑ活性酸素はどのようにして体に害を及ぼすのでしょうか？

(2) 抗酸化作用を示す食品 …………………………………………………… 17
- ⓐ抗酸化食品とは？
- ⓑ抗酸化食品の効能

■活性酸素、抗酸化作用についての高度の知識（上級編） ………… 24

- ⓐ細胞のエネルギーとはどのようなもので、どこでつくられるのでしょうか？
- ⓑなぜ、活性酸素は年齢と共に溜まりやすくなってゆくのでしょうか？
- ⓒポリフェノールはどのようにして活性酸素を消去するのですか？
- ⓓなぜ、植物のみがポリフェノールを作るのですか？

B章 免疫力を高める食品

■免疫力を高めるための基本的な知識（一般向） ………………………… 35

(1) 免疫力についての基礎的な知識 ………………………………………… 35
- ⓐ免疫力とは個体の生存を可能にする体の根幹的な力です
- ⓑ免疫力の重要性

(2) 免疫力を高めるための対策 ……………………………………………… 37
- ⓐ免疫力を高める日常生活の注意
- ⓑ免疫力を高める食品

■免疫についての高度の知識（上級編） …………………………………… 41

- ⓐNK細胞とは？
- ⓑ白血球が作る生理活性物質
- ⓒ免疫力を測定する検査

C章 腸内環境を整え、からだ全体の健康増進に貢献する食品

■腸内環境の健全化（整腸作用）に働く食品（一般向） ………………… 50

(1) 腸内環境 …………………………………………………………………… 50

（2）腸内細菌 ··· 50
　　ⓐ腸内細菌の種類
　　ⓑ乳酸菌（乳酸桿菌）とビフィズス菌の違い
　　ⓒ善玉菌と悪玉菌のそれぞれの作用と両者のバランス
（3）整腸作用に貢献する食品 ······························· 54
　　ⓐ発酵食品（乳酸菌食品）
　　ⓑ食物繊維
　　ⓒオリゴ糖

■プロバイオティクスによる全身の健康増進効果（上級編） ·········· 62
（4）腸管における免疫系の特殊性 ························· 62
（5）プロバイオティクスによる、からだ全体の健康増進 ···· 64
　　ⓐ腸内環境を改善する作用（整腸作用）
　　ⓑ発がんリスクを低減する作用
　　ⓒ胃のピロリ菌を減少させる作用
　　ⓓ免疫増強作用
　　ⓔアレルギー疾患を低減する作用

D章 抗がん作用が期待される食品
■がんによいとされる健康食品とその抗がん作用（一般向） ··········· 71
（1）抗がん作用とは？ ····································· 71
（2）抗がん作用を発揮しうる食品 ························· 73
　　ⓐ外来性の発がん物質に対する解毒作用がある食品
　　ⓑ体内での発がん物質の産生を阻止する食品
　　ⓒ活性酸素の消去に働く食品（抗酸化食品）
　　ⓓ発生したがん細胞の排除に貢献する食品
　　ⓔがん細胞の自殺を引き起こす作用のある食品
　　ⓕホルモン阻害により抗がん作用を示す食品

■がん細胞の発生と抗がん作用についての詳しいメカニズム（上級編） ······· 80
（3）がん細胞の発生をきたす遺伝子変異とは？ ············· 81
（4）がん細胞の排除に働く免疫細胞はNK細胞だけ？ ········· 85

E章 ロコモ（骨粗鬆症、サルコペニア）の予防、改善に役立つ食品
（1）骨粗鬆症 ··· 89
　　ⓐ骨粗鬆症の原因
　　ⓑ骨粗鬆症の症状
　　ⓒ骨粗鬆症を予防する、及び骨密度を上げる食品
■骨粗鬆症についての高度の知識（上級編） ··············· 95
（2）サルコペニア ··· 97
　　ⓐサルコペニアの原因

ⓑサルコペニアの症状
　　ⓒサルコペニアの対処
(3) 変形性膝関節症 ··· 101
　　ⓐ変形性膝関節症の原因と症状
　　ⓑ変形性膝関節症の対処
(4) 変形性脊椎症 ··· 103

F章 脳の活性化、認知症の予防、改善に寄与する食品

■ 認知症の原因・症状・食生活の注意についての基本的な知識(一般向) ···· 107
(1) アルツハイマー型認知症の原因と初期症状 ······················· 107
　　ⓐ認知症の原因
　　ⓑ認知症の初期症状
(2) 認知症予防に役立つ栄養素を含む食品 ··························· 109
　　ⓐ抗酸化物質とそれを含む抗酸化食品
　　ⓑ抗酸化ビタミン以外のビタミンとそれを含む食品
　　ⓒオメガ3系脂肪酸及びオメガ6系脂肪酸とそれを含む食品

■ 認知症の予防のための総合的な対策 ······························· 119
(3) 認知症の発症を助長する要因 ······································· 119
　　ⓐメタボ、肥満、生活習慣病
　　ⓑ糖尿病
　　ⓒ低栄養
　　ⓓ認知症リスクを上げるといわれる食品
(4) 認知症を予防するための日常生活 ································· 122

第2部 生活習慣病の予防・改善のための食生活の注意

G章 糖尿病の食事療法

(1) 糖尿病の本態 ··· 129
(2) 糖尿病の症状と診断 ·· 131
(3) 糖尿病の食事療法 ··· 133
　　ⓐ糖尿病の食事療法の基本(各生活習慣病の食事療法に共通)
　　　①自分の適正なエネルギー摂取量を知る
　　　②バランスのとれた食品構成を考える
　　　③1日3食をきちんと摂る
　　　④夜遅い夕食や夜食はよくない
　　　⑤早食いを避け、ゆっくりよく噛んで食べる
　　ⓑ特に糖尿病に適応した食事面の注意
　　　①主食と副食の食べる順序
　　　②血糖値の急な上昇を回避する食品の摂取

目次　　7

③揚物を控える
④糖質制限について
ⓒ外食の注意
(4) 運動について ··· 141

H章 高血圧症の食事療法
(1) 高血圧症の原因 ··· 143
(2) 高血圧症の対処 ··· 145
(3) 高血圧症の食事療法 ··· 147
　ⓐ食事療法の基本
　ⓑ減塩のための食事療法の実際
　ⓒ外食の食塩含有量
　ⓓ食塩以外の食品の注意
　ⓔ血圧が高めの人の特定保健用食品
■高血圧と食塩の関係についての教養アップ知識 ··· 152
　ⓐ内臓脂肪と高血圧、糖尿病などの生活習慣病発症の関係
　ⓑ食塩と高血圧の関係

I章 コレステロール値が高い人のための食事療法
(1) コレステロールの本来の働き ·· 160
(2) 悪玉コレステロールが高くなる原因 ·· 161
(3) 高コレステロール血症の対処 ··· 163
　ⓐ食事面での努力
　ⓑ運動面での努力

J章 中性脂肪が高い人のための食事療法
(1) 中性脂肪が高値となる原因 ··· 169
(2) 高中性脂肪血症はなぜ悪いのか？ ·· 172
(3) 高中性脂肪血症の対処 ··· 173
　ⓐ併存する糖尿病の対処
　ⓑ食事面の注意と努力
　ⓒ積極的に摂取することが望ましい食品
　ⓓ運動
　ⓔ対策のまとめ

K章 高尿酸血症の食事療法
(1) 高尿酸血症の原因 ·· 180
(2) 高尿酸血症による弊害 ··· 182

(3) 高尿酸血症の対処 ………………………………………………………………183
　　ⓐ飲食における注意
　　ⓑその他の注意

第3部 各食品の含有栄養素と その健康への貢献能のまとめ

(1) 健康に役立つ食品と含有栄養素のまとめ …………………………………190
(2) 健康食としての医学的根拠が確立されつつある「地中海食」……………198
　　ⓐ「地中海食」とはどのような形態の食事か？
　　ⓑ「地中海食」の特徴
　　ⓒ「地中海食」の特性
　　ⓓ「地中海食」の実際上の注意点
　　ⓔ「地中海食」の健康効果

索引 …………………………………………………………………………………205
あとがき ……………………………………………………………………………212
[参考図書]と文献・記事 …………………………………………………………214

コラム	●動物界が植物界から受ける、大いなる恵み……33
	●緑茶のさまざまな健康効果……47
	●2010年代半ばから始まった、がん新免疫療法……87
	●最近注目されるようになったビタミンDの健康効果……105
	●メラトニンの健康効果……125
	●特定保健用食品（いわゆるトクホ）などの健康食品について……157
	●尿酸のミステリーから学ぶべきこと……186
	●サプリメントの是非……193
	●肉の摂取について……196

一口メモ	●注目のレスベラトロール……30
	●水溶性食物繊維の隠れた健康効果……59
	●穀物の食物繊維……61
	●プロバイオティクス……63
	●乳酸菌のいろいろ……70
	●ホモシステインとは？……114
	●脂肪酸とは？ 脂肪酸のいろいろ……116
	●トランス脂肪酸……123
	●1型糖尿病と2型糖尿病……131
	●コレステロール高値の対策としての食物繊維摂取……168
	●難消化性デキストリンとは？……177
	●オリーブオイルの卓越した健康効果……203
	●ナッツ類の健康効果……204

第1部 健康増進のために積極的な摂取が望まれる食品

　健康のための食生活には大きく分けて2通りの心得があります。1つは積極的に摂取して、その食品の有効成分を病気の予防や健康の維持に役立たせることを期待するものです。もう1つは、病気の予防のために、摂取を控えたり、摂取の質や量、さらには摂取スタイルをよくすることです。

　第1部では前者についての知識を述べてゆきます。

A 抗酸化食品—生活習慣病、がん、老化の予防に役立つ食品

　呼吸で取り込んだ酸素の一部は、体の中で必然的に「活性酸素」に変化します。「活性酸素」は細胞の中で、蛋白質や遺伝子にくっつきますが、これを「酸化」といいます。酸化された蛋白質は本来の機能を失い、遺伝子は変異し、その結果、生活習慣病やがんが発生し、老化が促進することになります。「抗酸化」とは、発生する「活性酸素」を消去して、活性酸素の障害から体を護ることです。抗酸化食品は、抗酸化作用を持つ食品で、活性酸素が関与するほとんどの病気や老化の予防に貢献する食品となります。

B 免疫力を高める食品

　細菌やウイルスが体内に侵入してくると、体はそれを排除する防御反応を起こします。これが免疫反応で、免疫力は体に備わっている根幹的な抵抗力です。免疫力は病原菌に対する抵抗性を示すために必須の抵抗力ですが、それだけではありません。がんに対する防御という面でも免疫は働いています。がん細胞は1日に5000個くらい生まれるといわれていますが、生まれる端から大部分のがん細胞は免疫力で除去されています。このように免疫は外から侵入する悪いもの、内から発生する悪いものを除去する非常に重要な生体反応を営んでいます。免疫反応を営む免疫細

胞に作用してその働きを強めることにより、免疫力が高まります。免疫の知識をやさしく説明しつつ、免疫力を高めることに貢献する食品について紹介します。

C 腸内環境を整え、からだ全体の健康増進に貢献する食品

　腸管の主たる働きは、摂取された食べ物を消化吸収し、残りカスをまとめて便として排泄することです。従来は腸管の働きが悪く、便秘になることが腸の不調状態を表すものと単純に考えられていました。近年、腸管の医学は飛躍的に進展し、腸管は単なる食べ物の処理器官ではなく、非常に重要な健康維持器官であることがわかってきました。腸管にはからだ全体の50%以上の免疫細胞が備わっています。また100兆個を超す細菌が、病原性のない常在細菌として共存しています。免疫細胞と腸内細菌は双方向に影響を及ぼし合って、からだ全体の健康の維持に関わっています。従って腸管の免疫系と腸内細菌を健全にすべく腸内環境を整えることは、腸の不調としての便秘の改善にとどまらず、全身の病気の根幹的な対策となります。この章では腸内環境を整え、からだ全体の健康増進に有益な食品をまとめています。

D 抗がん作用が期待される食品

　ごくありふれた、さまざまな食材が、"がん"によい「健康食品」として、新聞や雑誌の健康記事に紹介されています。そこで紹介されている抗がん作用があるとされる食品は、野菜、果物、キノコ、海藻など特別な食材ではないため、本当に抗がん作用があるのだろうかという疑問が湧きます。一口に抗がん作用と言っても、がん細胞が発生しないようにする働きか、発生したがん細胞を殺す作用か、どういう働きなのかは健康記事には述べられていません。それは簡単に説明できるようなものではないからです。実際、がんはそれほど甘くありません。それなら抗がん作用なんて本当にありうるのかという気になります。そこで本章は、がんによいとされる健康食品が、

がん細胞の発生から、がん塊の形成に至るまでのどのようなステージに、どのような抗がん作用を発揮するのかについてまとめています。

E ロコモ（骨粗鬆症、サルコペニア）の予防、改善に役立つ食品

　ロコモティブシンドローム（以下ロコモと略します）を和文名にしますと、運動器症候群となります。運動器は、骨、筋肉、関節を含みますので、ロコモの疾患はそれら運動器のいずれかの部位の病気のことです。ロコモという言葉はまだ一般の方にはなじみが薄いですが、「ロコモ疾患のうちの骨の病気が骨粗鬆症です」と言われれば、すぐにわかって頂けると思います。骨や関節・筋肉に障害が出ますと、日常生活に支障が出ますし、進行すれば自立した生活が損なわれるため、健康寿命が短くなります。そのため、ロコモ対策は、生活習慣病や認知症対策と共に、にわかに重要な課題となってきました。本章は、ロコモ疾患として骨の病気の骨粗鬆症、筋肉の病気のサルコペニアを中心に、その原因と食事を含む対処法について解説してゆきます。

F 脳の活性化、認知症の予防、改善に寄与する食品

　日本は現在、急速に高齢化が進み、それに伴い認知症患者が急増しています。寿命が延びても心身共に健康でなければつらい老後となります。そのため、「精神・神経」の不健康である認知症を予防して健康寿命を延長することが、緊急の課題となってきています。認知症の中でも、アルツハイマー型の認知症は、さしたる病気もなく健康に過ごしてきた人に、いつとはなく認知機能障害が現われ、着実に進行してゆく怖い病気です。その根本的な原因は、いまだ不明で治療法がありません。しかしできるだけ早期に発見し、対策を始めれば、認知症の進行を遅らせたり、回復させることができるという希望的な面も見え始めています。対策の1つには食事面の努力もあります。そこで本章は認知症の予防、改善に役立つと考えられる食事面の努力について述べてゆきます。

A 抗酸化食品——生活習慣病、がん、老化の予防に役立つ食品

　20世紀末頃から、新聞や雑誌の健康医学の欄で、「抗酸化作用」「ポリフェノール」「活性酸素」という言葉をよく目にするようになりました。また、健康ブームに乗って増えてきた健康食品の広告記事でも、これらの用語がよく見られます。実際、新聞や雑誌に登場する健康食品の中には、抗酸化作用を持つものが多く、その抗酸化作用によって生活習慣病やがんを予防したり、老化を抑え若々しさを保つことができると謳われています。生活習慣病が嵩じて怖い心筋梗塞や脳梗塞になるのですから、「抗酸化」はほとんどすべての重大な病気や老化の対策になります。このようなすばらしい作用を持つ食品が抗酸化食品なのです。

　それでは抗酸化食品はどのような仕組みでいろいろな病気を予防したり、老化を抑えるように働くのでしょうか？　抗酸化食品が本当にありがたい食品なのかどうかを判断するには、「抗酸化」ということを正しく理解しなければなりません。実は、「抗酸化」とは本来は奥深い医学用語なのです。しかしこれを最初から詳しく述べてゆきますと、一般の方は消化不良を起こしかねません。そこで本書は、『抗酸化作用と抗酸化食品の基本的な知識（一般向）』と、教養を高めることに役立つ『活性酸素、抗酸化作用についての高度な知識（上級編）』に分けて、段階別に説明してゆくことにします。

抗酸化作用と抗酸化食品についての基本的な知識（一般向）

　抗酸化作用とはどのような効果なのかを知るためには、まず「活性酸素」という言葉を理解する必要があります。抗酸化食品のコマーシャルでは「活性酸素」という言葉がよく出てきますが、一般の方は活性酸素がどこからどうして生まれるのかを、よく知らないことが多いようです。そこで、抗酸化食品を述べる前に、活性化酸素について説明します。

A章　抗酸化食品—生活習慣病、がん、老化の予防に役立つ食品　　13

(1)「活性酸素」の基本的な知識

❶活性酸素とは？

Q「活性酸素は呼吸で吸う普通の酸素とは別物なのですか？」

A「空気中に存在するのは酸素です。活性酸素は空気中には存在せず、私達の体の中で発生する有毒な酸素です」

Q「その有毒な酸素がなぜ、またどのようにして体の中で発生するのですか？」

A「いろいろな状況で発生しますが、まず呼吸をしますと、呼吸で吸う酸素から活性酸素が体内で常時発生しています」

Q「えっ！ 息をすれば吸った酸素が体の中で有毒な活性酸素に変わるのですか？ まさか！」

A「いえ、そのまさかなのです」

[図A-1] ミトコンドリアにおけるエネルギー産生と活性酸素の発生

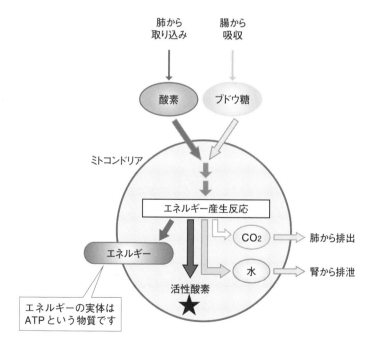

すべての細胞は自らの役割を営むために、エネルギーを必要とします。図 A-1を見ながら、次を読み進んでください。エネルギーの実体は、医学用語でATPといいます。食事で摂ったブドウ糖を使って細胞内のミトコンドリアという所でATPエネルギーを造りますが、ブドウ糖をエネルギーに変換する過程は、酸素が必要です。従って動物は生きてゆくのに必須のエネルギーを作るためには、酸素が絶対的に必要なのです。なお、ATPとミトコンドリアについては、「上級知識の項❷」で詳述します。

　エネルギーを生み出す過程で使われた酸素とブドウ糖は、最終的に二酸化炭素（CO_2：炭酸ガス）と水になります。炭酸ガスは肺から排出し、水は尿として腎臓から排泄されます。この時、吸った酸素はすべて炭酸ガスとして排出されてなくなるのではなく、一部体にとって有害な形に変化して残ります。この有害な形の酸素が「活性酸素」と呼ばれるものなのです。木を燃やす際、うまく燃やせずに、一部不完全燃焼して有毒な一酸化炭素が発生しますが、活性酸素はそのようなものと思えばよいでしょう。

❻活性酸素はどのようにして体に害を及ぼすのでしょうか？

　「活性酸素」とは「活性化された酸素」という意味で、呼吸で吸い込む酸素と異なり、いろいろな物質に結合する化学反応を非常に起こしやすい酸素、言いかえれば"活発な"酸素なのです。従って活性酸素はさまざまな蛋白質や脂肪成分、さらにはDNAに容易に結合します。酸素が結合することを「酸化」といいます。身近な例では鉄に赤サビができること、リンゴを剝いた後、時間と共にリンゴが茶色っぽく変色すること、これらはすべて酸素による酸化なのです。空気中にある酸素もこのように、時間がたてば多少とも酸化反応を引き起こしますが、「活性酸素」は空気中の酸素よりはるかに強い酸化反応を起こします。

　細胞の中でできる「活性酸素」は、強い酸化反応によって、短時間のうちに細胞の中でいろいろな物質にすぐにくっつき、とんでもない悪いことをします。

A章　抗酸化食品—生活習慣病、がん、老化の予防に役立つ食品　　15

活性酸素の悪行を図A-2にまとめ、それを次から説明してゆきます。

Q「活性酸素は、実際には体の中で何にくっつくのですか？」

A「まず細胞の中のいろいろな蛋白質にくっつきます。そうしますと、蛋白質が変性し、細胞の機能が低下して老化が進みます。次に、DNA、つまり遺伝子にくっつくと、遺伝子を変異させて、がんを引き起こします」

Q「老化や、がんの原因になるなんて、とても怖いことですね。他にもありますか？」

A「日常的な身近な病気の原因にも深く関わります。生活習慣病の原因物質として関与するコレステロールにもくっつきます。コレステロールには悪玉（LDL）と善玉（HDL）があります。本当に悪いのは、悪玉コレステロールに活性酸素がくっついてできる超悪玉コレステロールです。これが血管に非常に溜まりやすく、動脈硬化が起こりやすくなるのです」

Q「動脈硬化で血管が細くなった結果、脳梗塞や心筋梗塞が起こるのですよね。そうしますと、生活習慣病の終着点としての脳梗塞や心筋梗塞を起こしやすくするキー物質が、活性酸素ということになるのですか？」

A「その通りです」

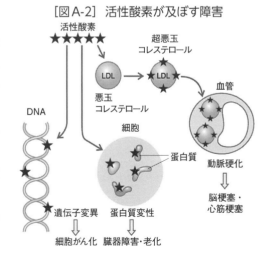

[図A-2] 活性酸素が及ぼす障害

図A-2を見ればおわかりでしょう。「活性酸素」は、体のいろいろな成分と結合して、鉄に赤サビができるように、変性させます。そのため、生活習慣病、がんや老化が引き起こされることになるのです。

（2）抗酸化作用を示す食品

❷抗酸化食品とは？

　私達の体の中で発生する活性酸素は、加齢と共に発生量が増え、かつその処理能力が低下し、体内に活性酸素が溜まってゆきます。とりわけ、40歳を過ぎると溜まりやすくなります。その理由は次の上級向け知識の項❸で説明しますが、この活性酸素をどう処理するかが大問題です。外から何かを取り入れて、活性酸素の害をなくす、または減らすことはできないだろうかという期待が生まれます。溜まり過ぎの活性酸素を処理することができるもの、それが抗酸化物質で、抗酸化物質を含む食品が抗酸化食品です。

Ⓠ「抗酸化物質と言われれば、何か難しく聞こえますが」

Ⓐ「DNAや蛋白質などを活性酸素による酸化から護ってくれる作用が『抗酸化作用』で、抗酸化作用を発揮できる物質が、『抗酸化物質』です」

Ⓠ「ところで、最近健康サプリメントの広告で、豊富な『ポリフェノール』を含んでいるとか、ポリフェノールはがんを引き起こす活性酸素を除去するといった文面を見たことがあります。ポリフェノールとは、抗酸化物質のことですか？」

Ⓐ「そうです。抗酸化物質というと、難しい言葉に聞こえますが、抗酸化物質の中の代表的、かつ最も耳慣れた物質がポリフェノールです」

　新聞・テレビで、「体によい成分」、あるいは「健康によい食品」という話題が取り上げられることが最近とみに増え、世はまさに健康食品ブームです。その多くは抗酸化力を持つ食品で、食品の中に含まれる抗酸化成分の多くは主に構造からポリフェノールと呼ばれてきました。ポリフェノールとは、1つの物質ではなく、ポリフェノール構造を有するさまざまな物質の総称です。

Q「抗酸化物質はポリフェノールだけですか？ ポリフェノールの他にもありますか？」

A「ええ、ポリフェノール構造を持たない抗酸化物質もあります。また、ビタミンの中に強力な抗酸化作用を持つものがあります。ビタミンCとビタミンEです。表A-1に示します」

Q「なるほど。でもポリフェノールは種類も多いためか、健康記事への登場機会が多いですね」

A「その通りです。そこで、表A-1の抗酸化物質のうち、ポリフェノールから説明してゆきましょう」

[表A-1] 抗酸化物質の種類

①ポリフェノール構造を持つ物質
②ポリフェノール構造を持たない天然の抗酸化物質
③抗酸化作用を持つビタミン

　代表的なポリフェノールを含む食品を表A-2にまとめます。これを見ると抗酸化食品といっても、何も特別な食べ物ではないということがわかります。赤ワインもブドウですし、由来はすべて植物です。また、表には代表例のみ出してありますが、ほとんどの野菜や果物は何らかのポリフェノールを含んでいます。

　表A-2の食品のうち、健康食品として特筆すべきものはオリーブオイルと、くるみ等のナッツ類です。これら2食品は、ポリフェノールの他にも健康に役立つ栄養素を含んでおり、世界的健康食として認められている地中海食の一角をなす食品となっています。オリーブオイルはP.203に、ナッツ類は、P.204に一口メモとしてまとめてあります。また、地中海食は、第3部の最後に究極の健康食として紹介しています。

　各食品のそれぞれのポリフェノールは化学構造が異なります。摂取された後での体内の分布や、抗酸化作用による健康効果の現れ方が違ってくる可能性があります。従って、1つの食品ばかり多く摂るよりも、数多くの食品を摂取して、さまざまなポリフェノールをたくさん摂るほうがよいでしょう。

　それにしても、ほとんどの食品はあまりにも身近な食品ばかりですので、

[表A-2] 種々のポリフェノールとそれを含む主な抗酸化食品

ポリフェノール名	ポリフェノール含有食品
エニン	赤ワイン
カテキン	緑茶
クロロゲン酸	コーヒー
カカオポリフェノール	チョコレート、ココア
ヒドロキシチロソール	オリーブオイル（エキストラバージン）＊
オレオカンタール	オリーブオイル（エキストラバージン）＊
プロシアニジン	リンゴ
ヘスペリジン	みかん
アントシアニン	ブルーベリー、黒豆
レスベラトロール	ブドウ
ゴボウポリフェノール	ゴボウ
イソフラボン	大豆
ケルセチン	タマネギ
セサミン	ごま
梅リグナン	梅干し
クルクミン	ウコン、生姜
フェルラ酸	大麦若葉、ケール
各種ポリフェノール	ナッツ類（くるみ、アーモンド等）＊
各種ポリフェノール	山菜
各種ポリフェノール	ナス、キュウリ等夏野菜

＊オリーブオイルとナッツはポリフェノールだけでなく、他にも有益な栄養素を含みます。P. 203、204 の一口メモを参照してください。

本当にこんなものが体のためになるのかという疑問を抱く人もいることでしょう。

Q 「ポリフェノールは普通の野菜や果物から摂れるとのことですが、あまりにも ありふれた物ばかりですから、まゆつばみたいですが」

A 「そう感じるのも無理もないですね。そこで"フレンチパラドックス"と"スコッ トランドの悲劇"という有名な話をしておきましょう。それは、野菜や果物 のポリフェノールの抗酸化作用で、心筋梗塞の発症頻度が大きく違ってくる という話です」

"フレンチパラドックス"と"スコットランドの悲劇"という言葉は、フランス人

A章 抗酸化食品—生活習慣病、がん、老化の予防に役立つ食品 19

とイギリス人の食生活の違いが、両国民の心筋梗塞の発症頻度に大きな差をもたらすという話です。食事のフレンチのこってりしたイメージから、心筋梗塞はフランス人の方が多いと予想しがちです。ところが実際は、フランス人はヨーロッパで心筋梗塞の発生率が最低で、心筋梗塞はイギリス人、特に北部のスコットランド人に多いのです。

　その原因を考えた論文があります。フランスでは赤ワインがたくさん飲まれます。イギリス（スコットランド）の場合は、ビールやスコッチウイスキーが伝統的に多い。次に、フランスはヨーロッパ有数の農業国です。農業による食物生産率も自給率も高く、野菜の摂取が多い。ところが、スコットランドは気候の関係上、野菜が獲れにくい。赤ワイン対ビール、生野菜摂取が「多い」対「少ない」などから、摂取ポリフェノールに相当の差があることが想定されます。

　フランス人が赤ワインと野菜をたくさん摂るので、動脈硬化に基づく心筋梗塞の発症が予想外に少ないことから、「フレンチパラドックス」という言葉が、一方、スコットランドでは、ワインや野菜の摂取が少ないため、心筋梗塞の発生率が非常に高いのではないかと考えられ、「スコットランドの悲劇」という言葉が生まれました。こうして2つの言葉が野菜や果物摂取の意義を説明すべく、今日も広く定着しているのです。

Q「ところでポリフェノール構造を持たない抗酸化物質もあるのでしたね？」
A「ええ、ポリフェノール以外にも、ありふれた抗酸化物質があります」
Q「それもやはり活性酸素を捉えて消去してくれる物質ですか？」
A「そうです。表A-1の②のグループですが、ポリフェノール構造を持ちませんが活性酸素を退治してくれる抗酸化物質です。そのグループの抗酸化物質名と、それを含む代表的な食品名を、表A-3に挙げます」

　まず①のカロテノイドですが、橙～赤色野菜に多く含まれます。ニンジンやカボチャなどのβカロテンとトマトのリコピンが、代表的な食品と個々の抗

20　　第1部　健康増進のために積極的な摂取が望まれる食品

[表A-3] ポリフェノール以外の天然の抗酸化物質

抗酸化物質		食品
①カロテノイド	（βカロテン）	ニンジン、カボチャ等
	（リコピン）	トマト
②キサントフィル	（アスタキサンチン）	サケ、エビ、カニ、海藻等
	（クリプトキサンチン）	温州みかん
③メラトニン		くるみ
④グルタチオン		アボカド、アスパラガス、キウイ、
		レバー、肉類等

酸化物質名です。βカロテンは小腸で分解され、2分子のビタミンAになります。ビタミンAは眼の働きに重要なビタミンです。βカロテンはビタミンAの重要な供給源となりますが、その前に抗酸化物質としても働くのです。

　次の②のキサントフィルグループのアスタキサンチンは、サケやエビ、カニ、海藻などに含まれる赤い色素です。その抗酸化力は、強力な抗酸化能をもつビタミンEの1000倍といわれています。従って最強の抗酸化物質といえるかもしれません。また、クリプトキサンチンは、みかんの中で温州みかんにのみ含まれる抗酸化物質です。

　次は③のメラトニンです。メラトニンは眠りに必要なホルモン物質として発見されました。ヒトを含むほとんどの動物で作られますが、動物だけでなく、植物でも作られることがわかり、眠りよりもっと重要な作用が考えられます。その作用は実は抗酸化作用なのです。植物ではくるみに含有量が多く、くるみはポリフェノールとメラトニンの2種類の抗酸化物質を含みます。従って、くるみをたくさん摂取すれば、たくさんの抗酸化物質を取り入れることになります。なお、メラトニンの健康効果は、抗酸化作用を通して、認知症、がん、骨粗鬆症といった老化に関係する病気の予防に働くことがわかってきました。まさにメラトニンは抗老化ホルモンとして、近年大きな注目を集めるようになっており、その詳細はP.125のコラムで紹介してあります。

　最後の④のグルタチオンは、3つのアミノ酸（グルタミン酸、システイン、グリシン）が結合したペプチドで、言うまでもなく、ポリフェノール構造はとりま

A章　抗酸化食品—生活習慣病、がん、老化の予防に役立つ食品　　21

せん。古くより医薬品となっており、よく使われてきました。天然の食材で、グルタチオンを多く含むものを表A-3に挙げています。

Ｑ「表A-1の抗酸化物質の3つ目のグループが抗酸化ビタミンですね？」

Ａ「ええ、ビタミンCとビタミンEです。両ビタミンの抗酸化作用は強力です。また、ビタミンCは抗酸化作用以外にいろいろな健康効果があり、本書でもいくつかの章に登場します。ビタミンCのさまざまな働きを、表A-4にまとめておきます」

Ｑ「ビタミンCを多く含む食品は、みかんなどの柑橘系の果物ですか？」

Ａ「ビタミンCといえば、まずレモンやみかんがイメージされますが、実は他にももっとビタミンCを多く含む食品として、緑茶などがあります。ビタミンCの含有率の高い順に、表A-5に挙げています」

　表A-5にリストされる食品には、当然それぞれのポリフェノールも含まれています。ですから、表A-5に挙げられる食品は、ポリフェノールとビタミンCの2つで抗酸化作用を示すことになります。なかでもポリフェノールのカテキ

[表A-4] ビタミンCのさまざまな働き

①強力な抗酸化作用：生活習慣病、がん、老化の予防に働く
②老化の一環としての認知機能の低下を抑制する (P. 110)
③抗酸化作用を介さない抗がん作用 (P. 75)
④免疫増強作用
⑤コラーゲンの合成　骨、皮膚、血管の骨格を形成するコラーゲン蛋白質を作る過程で、必須のビタミンとして働く

[表A-5] ビタミンCに富む食品

①アセロラ　②青汁（ケール）　③緑茶　④焼きのり　⑤ピーマン（特に赤ピーマン）
⑥柑橘系果物　⑦ブロッコリー　⑧イチゴやキウイ　⑨以下各種野菜、果物

ンとビタミンCを含む緑茶の健康効果は特筆すべきものがあります。そこで緑茶の健康効果をB章のP. 47のコラムにまとめてあります。

❺抗酸化食品の効能

抗酸化作用を持つ食品が、どのような健康効果を示せるかは表A-6に示しますが、こ

[表A-6] 抗酸化食品の効能

①動脈硬化抑制による、脳梗塞や心筋梗塞の予防
②がんの発症抑制
③老化の進行抑制

れは図A-2の活性酸素が及ぼす障害の裏返しです。

まず①ですが、糖尿病、高血圧症、高脂血症、メタボ肥満は、それ自体はほとんど症状を呈しません。無症状に進行するこれら生活習慣病によって動脈硬化（図A-2）が進行し、最終的には脳梗塞や心筋梗塞という致命的な、真の怖い病気が発症することになります。

脳梗塞や心筋梗塞を予防するためには、その元になる3つの生活習慣病の是正がまず必須ですが、同時に動脈硬化を進行させない対策も必要となります。動脈硬化は、コレステロールが血管の壁に溜まり、進行してゆきます。コレステロールが血中に多いこと、これが高脂血症で、動脈硬化の主犯になります。コレステロールの高値のみを是正すればよいかというと、決してそうではありません。血管壁に溜まるのは主犯のコレステロールですが、それを積極的に溜まらせる共犯者がいます。それが高血圧症と糖尿病です。従って、生活習慣病はいずれも動脈硬化の進行に働きますので、すべてを適正に対処しなければなりません。

血管に溜まるのはコレステロールの中の悪玉コレステロール（LDLコレステロール）です。しかし本当に溜まりやすいのはLDLコレステロールに活性酸素がくっついた超悪玉コレステロール（図A-2）です。超悪玉コレステロールができるのを防ぐ、つまり活性酸素によるコレステロールの酸化を防ぐのが抗酸化食品です。これが抗酸化食品の効能、その1です。

次に②ですが、がんは遺伝子に変化（医学的には遺伝子変異といいます）が起こって発症する病気です。遺伝子の変異を起こす原因はいくつもあり

A章　抗酸化食品—生活習慣病、がん、老化の予防に役立つ食品　　23

ますが、遺伝子に化学物質や活性酸素が結合することが主な原因です。がんの発症を抑制するには、遺伝子変異を起こさないようにする、または遺伝子変異を起こしてがん細胞ができても、そのがん細胞が増え出す前に免疫の力で除去するなど、さまざまなステージでがんに対処する方法があります。その1つは、前者の活性酸素による細胞の遺伝子変異の予防です。そのためには活性酸素が発生しても、できるだけ活性酸素を消去、除去することです。活性酸素の除去、それを可能にするのが抗酸化食品です。抗酸化食品の効能、その2です。なお、がんを予防する総合的な対処については、"抗がん作用が期待される食品"の章で述べることになります。

最後に③になりますが、活性酸素は老化を進行させる大きな原因になります。普通に呼吸しているだけで活性酸素が発生しますので、活性酸素の発生は生きてゆく上で避けがたいことです。生じた活性酸素をできるだけ除去、消去することが老化の進行にブレーキをかけてくれます。それに貢献するのが抗酸化食品です。抗酸化食品の効能、その3です。

なお、老化の進行阻止に貢献する抗酸化食品以外の食品についてはEとF章でまとめてあります。

活性酸素、抗酸化作用についての高度の知識（上級編）

活性酸素は体にどのような悪い結果を生み出すか、活性酸素を減らすにはどのような食品がよいかということを前項でまとめました。しかしこの活性酸素の作用と、抗酸化食品による活性酸素の処理をもっとよく理解、納得するためには、さらに深い知識が必要となります。世の中には、知識欲

[表A-7] 活性酸素・抗酸化作用に関する疑問

ⓐ 細胞のエネルギーはどのようなもので、どこで作られるのですか？

ⓑ なぜ、活性酸素は年齢と共に溜まりやすくなるのですか？

ⓒ ポリフェノールはどのようにして活性酸素の障害を消すのですか？

ⓓ なぜ、植物のみがいろいろなポリフェノールを作るのですか？

24　第1部　健康増進のために積極的な摂取が望まれる食品

旺盛の方がおられます。その方々の教養を高めるために、もう少し活性酸素と抗酸化作用の奥深いところを表A-7の項目順に沿って述べてゆきます。日常の健康増進には直接役に立たない文章で、あくまでも教養アップのための知識です。

　活性酸素が発生するのは、細胞が自分に必要なエネルギーを、酸素を使って作るからです。ところで細胞のエネルギーとは何でしょう？　この点から理解を始めましょう。

❷細胞のエネルギーとはどのようなもので、どこでつくられるのでしょうか？

　私達は体を動かす際にエネルギーが必要ということは、筋肉の働きを想像すれば何となくわかります。でも細胞のエネルギーとなると、ピンときません。エネルギーの実体も、またどのようにしてエネルギーをつくるのか、どのように使われるのかはよくわからないという方がほとんどでしょう。

Ｑ「細胞のエネルギーとはどのようなものか、説明できるのですか？」

Ａ「細胞のエネルギーは物質レベルではっきりわかっています。イメージではなく、実体的なものなのです」

Ｑ「へぇ～、物質でエネルギーを示すことができるのですか？」

Ａ「そうです。一言で言うとATPという物質のことになります。詳しく言うとアデノシンという物質にリン酸が3つくっついたものですが、このような細かいことはどうでもよいでしょう」

Ｑ「ATPというものがエネルギーなのですか？　そういえば図A-1の説明でATPが出ており、ATPは後で説明するとなっていましたね」

Ａ「ATPの3つのリン酸の1つが離れる時にエネルギーが生まれます。細胞内にATPを作っておき、細胞がエネルギーを要する何らかの作業をする際、ATPが使われるのです。ATPはリン酸を1つ離すことによってエネルギーを供給し、その作業ができるのです」

A章　抗酸化食品—生活習慣病、がん、老化の予防に役立つ食品　　25

細胞の作業とは、筋肉細胞のように細胞自体が伸縮するなどの動きだけではありません。細胞内ではアミノ酸から蛋白質を合成したり、脂肪を分解、加工したり、ありとあらゆる生命活動の作業が行われます。その作業はただ（無償）ではできません。何らかの作業をする時にはエネルギーが必要で、そこでATPというエネルギーが使われるのです。ATPとはお金みたいなものです。何か物が欲しい時、または何か作業をしてほしい時には、お金を出せば手に入る、またはしてくれるというように、細胞の中ではATPを作っておき、それを渡せば細胞の必要な作業ができるのです。

Q「ATPエネルギーは細胞の中のミトコンドリアで作られるとのことでした。ミトコンドリアって何ですか？ これも後の説明となっていましたが」

A「ええ、ここでミトコンドリアを説明しましょう。人の体の細胞の数は約60兆個です。その1個1個に約1000個もの構造物があります。いわばミクロの工場のようなもので、それがミトコンドリアという小器官です」

Q「そのミトコンドリアでATPエネルギーが作られるのですか？」

A「そうです。細胞はブドウ糖と酸素を血液中から取り込み、ミトコンドリアで化学反応によってATPエネルギーを作るのです」

　体の中のどのような細胞も、その細胞の役割を果たすためにはエネルギーが必要です。その細胞のエネルギーはミトコンドリアで生産されているのです。ミトコンドリアはいわば細胞の発電所みたいなもので、とても重要な細胞の小器官なのです。ミトコンドリアが健康やさまざまな病気、老化に深く関わることが、最近次々と明らかにされるに至り、医学界では重要度がますます増している"ホット"な小器官です。加えて、がんや生活習慣病を含め、ほとんどの病気にも関係していますので、これからは家庭の医学レベルでも、ミトコンドリアを知らないでは済まされなくなってゆくでしょう。

❻ なぜ、活性酸素は年齢と共に溜まりやすくなってゆくのでしょうか？

生体はブドウ糖と酸素を使って、生命活動に必須のATPエネルギーをミトコンドリアで作ります。この時、酸素が完全燃焼できずに一部が有害な活性酸素になります。呼吸で取り込んだ酸素の約2%が、ミトコンドリアで活性酸素になりますが、これは仕方のないことで、ミトコンドリアを責めることはできません。しかし、これは実は大変な量の有毒酸素なのです。

Ｑ「肺から取り込む酸素の2%が有毒な活性酸素に変化して、体は大丈夫なのですか？」

Ａ「ミトコンドリアで発生する活性酸素がそのまま放置されれば、生体はすぐに死んでしまいます。それくらい有毒です」

Ｑ「"そのまま放置されれば"ということは、生体はそれを放置していない、つまり何らかの対策を備えているのですか？」

Ａ「そうです。ミトコンドリアは、活性酸素を消去する蛋白質を作っておき、発生する活性酸素を片っ端から処理してその有害作用から生体を護っているのです」

Ｑ「えっ、そんな都合のよい蛋白質があるのですか？」

Ａ「活性酸素を分解する酵素です。代表的な酵素が3つくらいあります。この酵素がなかったら、老化やがんの発生などという前に、すぐに生命の危険に曝されてしまうのです。この酵素を作ることができるようになった動物が活性酸素の害を免れ、生き続け、進化を遂げてきたのです」

　ミトコンドリアでATPエネルギーを作る過程で活性酸素ができます。しかしミトコンドリアは、同時に活性酸素の害をなくす酵素を作って、その害を未然に消してくれるため、私達は生き続けられるのです。

Ｑ「活性酸素を分解する酵素は生命にとり重要なものですね。それがあって私達は元気でピンピンなのですね」

Ａ「ええ。若い時はピンピン元気です。ところが加齢と共にそうでもなくなって

A章　抗酸化食品─生活習慣病、がん、老化の予防に役立つ食品　　27

ゆくので問題が生じます」

🇶「それはどういうことですか？」

🇦「年齢を重ねると共に、ミトコンドリアは活性酸素を分解する充分量の酵素を産生できなくなってゆくのです。40歳頃から産生能が低下し始め、60歳頃には若い頃の3割くらいになってしまいます」

🇶「ということは40歳頃から消去できない活性酸素が溜まり、活性酸素の害が出始めることになりますね？」

🇦「その通りです」

このように私達の体は、40歳を超えると活性酸素を消去する力が弱くなり、活性酸素が溜まりやすくなる、つまり活性酸素による害が出やすくなります。さらに、年齢と共に、ミトコンドリアのATP産生プラントに劣化が起こってきます。自動車を長年使っていると、徐々に不具合があちこちに出てきますが、そのようなものです。ATPプラントの劣化でATP産生効率が低下し、逆に活性酸素の発生が増加します。つまり、活性酸素の消去能が低下する上に、発生量が増え、二重に活性酸素の害に悩まされることになります。だから40歳を超えると老け始めるし、がんが発生しやすくなり、生活習慣病の最終的疾患としての脳梗塞や心筋梗塞が起こりやすくなるのです。

◉ ポリフェノールはどのようにして活性酸素を消去するのですか？

ありきたりの野菜や果物がすべて何らかのポリフェノールを含んでいて、それを摂取することで活性酸素を消去できるということですが本当かな、また、どういう仕組みでポリフェノールは活性酸素を消せるのかなという疑問が生じます。ポリフェノールが活性酸素を消去する作用を理解するためには、ポリフェノールの化学構造を知っておく必要があります。

ポリフェノールの"ポリ"は"たくさん"という意味で、ポリフェノールとは、"たくさんのフェノール"ということになります。フェノールという物質の化学構造を図A-3に示してありますが、ベンゼン環〔◇〕と水酸基（OH）を持って

28　第1部　健康増進のために積極的な摂取が望まれる食品

[図A-3] フェニルアラニンからさまざまなポリフェノールが合成される

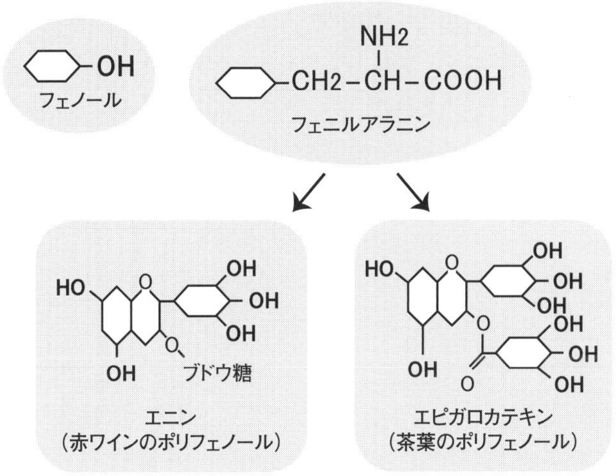

フェノール

$NH2$
$CH2-CH-COOH$
フェニルアラニン

エニン
（赤ワインのポリフェノール）

ブドウ糖

エピガロカテキン
（茶葉のポリフェノール）

います。ポリフェノールはこのフェノールが、縦、または横にいくつも連なっている構造をしたものの総称です。代表的なポリフェノールとして、赤ワインのエニンと緑茶のカテキンを図A-3に示しています。エニンにもカテキンにもフェノールのベンゼン環と水酸基がたくさんあります。つまり、フェノールがポリになって、ポリフェノールということがよくわかります。また、フェノールのベンゼン環という特殊な構造はフェニルアラニンというアミノ酸が持っています。フェニルアラニンからすべてのポリフェノールが合成されます。

Q「さてそれでは質問に戻りますが、ポリフェノールはどのようにして活性酸素の傷害作用を消すのですか？」

A「ポリフェノールの構造で大事なことは、ポリフェノールにはベンゼン環という独特の構造部品の他に、たくさんのOH基があります」

Q「その水酸基（OH基）が意味を持つのですか？」

A「そうです。この水酸基は酸素との反応性が非常に高いのです。普通の空気中の酸素ともくっつきますが、活性酸素とはすぐに結合します」

A章 抗酸化食品―生活習慣病、がん、老化の予防に役立つ食品 　29

Q「そうしますと、ポリフェノールが細胞内にたくさんあると、活性酸素ができても、ポリフェノールがその活性酸素にすぐに結合しますね？」

A「そうです。活性酸素がDNAや蛋白質と結合する前に、自身が身代りに活性酸素と反応してくれるのです」

Q「なるほど。身代り自殺みたいなものですね」

　ポリフェノールの水酸基（OH基）と、活性酸素は共に反応性が高く、両者は出会えばすぐくっつき合います。その結果、活性酸素の毒性（蛋白質などにくっついて変性させるなどの作用）がなくなるのです。

　なお、ブドウのポリフェノールであるレスベラトロールには、単に活性酸素を捕捉して消去するというだけではなく、ミトコンドリアの活性酸素の生成を低減する作用があることも報告されています（一口メモ参照）。

一口メモ

注目のレスベラトロール

　レスベラトロールは表A-2に載せてありますが、ブドウ（正確にはブドウの皮）に含まれる、ポリフェノールの一種です。この物質は単なるポリフェノールとしてではなく、驚くべき健康効果があることが2010年代に報告され、一躍注目されることになりました。その効果は、ミトコンドリアを健全にし、活性酸素の生成を減少させるというものです。一般にポリフェノールは、生じた活性酸素を捕捉して抗酸化作用を示しますが、レスベラトロールのこの作用は別個の抗酸化作用です。その効果を狙って、多数のサプリメントが世に出ることになりました。しかし、レスベラトロールのサプリメントの服用が、体内で実際にそのような健康効果を生み出しているのかどうかはまだ明らかではない状況です。また、他のポリフェノールにも同様の作用があるのか否かもわかっていません。

❹なぜ、植物のみがポリフェノールを作るのですか？

　動物はポリフェノールを作りません。ポリフェノールは植物のみが作ります。なぜか？　という質問に答えるために、動物とは異なる植物独自の役目を理解しておきましょう。植物の主な役割は、光合成という化学反応によって糖分を合成することです。光合成は根から吸い上げた水と、葉から取り入れた炭酸ガスを原料にして、光エネルギーを使って行います。エネルギーは太陽光を利用するのです。

Ｑ「植物の役割が太陽光を利用して光合成をするということと、ポリフェノールを作るということは関係があるのですか？」
Ａ「そうです。太陽光の中には生体に有害な紫外線が含まれています」
Ｑ「その紫外線が問題で、その対策にポリフェノールが関係するのですか？」
Ａ「その通りです」

　少し元に戻りますが、活性酸素は呼吸で取り込んだ酸素と、食事で摂ったブドウ糖を使って、細胞のミトコンドリアでATPエネルギーを作る際に発生すると前述してきました。活性酸素は他にも発生する要因があり、その代表は太陽光に含まれる紫外線です。強い日差しで皮膚が傷められますが、紫外線によって皮膚の細胞の水分子が変化して活性酸素が生じるのです。この活性酸素によって皮膚の蛋白質が変性してシワがよったり（老化）、アレルギー反応（日光アレルギー）が起こったりします。

　皮膚の健康のためには太陽光を避けて、紫外線の害を免れることが必要です。動物は移動という手段で、紫外線の浴び過ぎを避けることができます。しかし植物は移動できません。また、太陽光からエネルギーをもらって光合成をするという本来の役目を果たすためには、紫外線を浴びることから避けられません。

Ｑ「植物が紫外線を浴びて、水分子から活性酸素がたくさんできると、どのよう

A章　抗酸化食品―生活習慣病、がん、老化の予防に役立つ食品　　31

な不利益が出るのですか？」

Ａ「植物にとって、活性酸素の最大の悪影響は種子の遺伝子が傷つけられて、種の保存ができなくなることです」

Ｑ「なるほど！ 紫外線により発生する活性酸素を消去するため、植物は大量のポリフェノールを合成して遺伝子を護って、種の保存を可能にしているのですね」

　植物は本来、我々動物にポリフェノールを供給するためにポリフェノールを作っているのではありません。自分自身の遺伝子を護るため、つまり種の保存のためにポリフェノールを作っているのです。

　以上、活性酸素、抗酸化作用、抗酸化物質の中の代表的な物質であるポリフェノールについての少し高度な、教養知識を述べました。

　ところで、野菜や果物を摂取して取り入れたポリフェノールが動物の体内で本当に抗酸化作用で活性酸素の害をなくし、健康効果を発揮してくれているのでしょうか？　これに対する科学的な証明は、残念ながらありません。食品による健康増進の証明は、一般的には非常に難しいのです。例えばタマネギを毎日コツコツ食べて、それで活性酸素の害が減少したことを証明するのは非常に困難です。

　とはいえ、体内でポリフェノールによる抗酸化作用が作動しているらしいことを示す報告はあります。ポリフェノールに富む野菜や果物を摂取せず、肉や乳製品のみによる食生活を送った後と、野菜、果物を同時に摂取する食生活を送った後の2つの場合で、活性酸素によって体内で生じる酸化物質の量を比較したものです。酸化物質としては、酸化されたDNA傷害産物で、尿中に排泄される8-OHdRを体内酸化度のマーカーとして測定しています。肉や乳製品を摂取する食生活に加え、野菜や果物を充分量摂取したところ、肉や乳製品のみの食生活に比べ、傷害酸化物（8-OHdR）が半減したのです。野菜・果物によって活性酸素が消去され、酸化物質の生成が減ったと考えられます。このような結果もあることより、植物

由来のポリフェノールは動物の体内で活性酸素の消去に役立っていると考えてよいかと思われます。

---

column

動物界が植物界から受ける、大いなる恵み

　動物は呼吸で酸素を吸うと活性酸素が必ず発生します。しかし、その弊害を除去してくれるポリフェノールは、植物が作ってくれています。動物と植物の間の、酸素、活性酸素、ポリフェノールの関係を次頁の図を見ながら考えてみましょう。

　動物は酸素を吸って糖分を摂って、ATPという効率のよいエネルギーを作ることに成功したため、自由に動き回れるようになりました。しかし、そのときに活性酸素がどうしてもできてしまいます。ここでまず、エネルギー源となる糖分と酸素はどこから来るのかを考えましょう。

　まず酸素ですが、46億年前に地球が生まれた時、酸素はなかったのです。地球上に、一番最初に生まれた生物は植物性のバクテリアです。この微生物が大量の酸素を作り出し、地球上に酸素が溢れるようになりました。そしてその酸素を利用して、エネルギー効率が抜群のATPを作ることができるようになり、動き回れる動物が生まれたのです。

　また糖分は、動物が自分で作るのではなくて、何らかの植物から摂っています。すなわち、酸素に加え、エネルギーを作るための糖分、これも植物から頂いているわけです。ATPエネルギーを作るために使った糖分と酸素は、水とCO_2（炭酸ガス）になり、それぞれ尿と呼気で排出されます。植物は、その水分と炭酸ガスを摂り入れ、光エネルギーを利用する光合成によって糖分と酸素を作ります。それをまた動物が頂く、なんとすばらしい循環が動物界と植物界で起こって

A章　抗酸化食品—生活習慣病、がん、老化の予防に役立つ食品　33

いることでしょう。

　さらに、活性酸素の害をなくしてくれるポリフェノールはすべて、何らかの植物が供給してくれています。ですから、人類も含め動物は、生存に必須の酸素と糖分の両方を植物からもらっているのみならず、健康の維持に役立つポリフェノールも植物からもらって生かして頂いているのです。ポリフェノールによる抗酸化作用が、生活習慣病、がん、老化をどの程度抑えるか、厳密なところはどうであれ、私達は、"植物の恵みに感謝するところからすべてが始まる"と感じることが大切なのではないでしょうか。

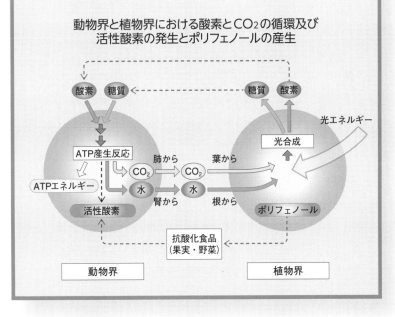

動物界と植物界における酸素とCO_2の循環及び活性酸素の発生とポリフェノールの産生

B 免疫力を高める食品

　免疫という言葉は、本来は難しい言葉です。一般の人は、免疫とはワクチンを注射することによって病気を予防することと考えているのではないでしょうか。それは間違いではないのですが、免疫とはそれほど単純なものではなく、もっと奥深いことなのです。

　免疫力を高める食品について、そのメカニズムを知るためには、この難しい免疫という概念を理解し、免疫力とは何かを知る必要があります。そこでまず免疫力について説明し、その後で免疫力を高める食品を紹介します。

免疫力を高めるための基本的な知識（一般向）

(1) 免疫力についての基礎的な知識

ⓐ免疫力とは個体の生存を可能にする体の根幹的な力です

　病原微生物（細菌やウイルス）が体内に侵入してくると、体はそれを排除しようと防御反応を起こします。これが免疫で、防御反応が免疫反応です。白血球が免疫反応を担っています。免疫力は免疫反応を起こす力です。

　白血球による免疫反応の本来の働きは、体外から侵入する外敵（病原微生物）に対抗して、それを直接飲み込んで（貪食）殺したり、抗体を作って微生物を無害化するなどの作業によって個体を護ることです。

Ｑ「もし、白血球が無かったら、外から侵入する病原微生物に対抗できなくなり、大変なことになるのですね？」

Ａ「そうです。大変という前にすぐに死んでしまいます」

Ｑ「白血球が無いという状況は、普通はあり得ないことですよね？」

Ａ「そうです。でも白血球が大きく減る特殊な状況はあります。がんの化学療

B章　免疫力を高める食品　　35

法で抗がん剤を使用した場合です。特に血液のがんである白血病の治療
では、白血球が激減します」

Ⓠ「その場合は、外からの病原菌に対する抵抗力が大きく低下して、危険な状
態になりやすいのですね？」

Ⓐ「その通りです」

　免疫力は、私達の体に備わっている防御反応、または抵抗力の根幹を
なすものです。免疫力の大切なことは、身近なところでもわかります。今仮
に、体の中に、ある細菌が侵入してきたとしましょう。例えば、肺炎を起こ
す菌が入って肺炎になったような場合です。医者は抗生物質を処方します。
抗生物質が菌を殺してくれて肺炎は治ります。この際、抗生物質がすべ
ての菌を殺して根絶させるわけではないのです。大部分の菌は抗生物質
でなくなりますが、根こそぎということはありません。最後は自分の体に備
わっている免疫力で菌の根絶を達成するのです。医者（抗生物質）は肺炎
を治しますが、本当に病気を癒すのは自分（免疫力）なのです。

❻免疫力の重要性

　心臓や肺、それに胃の働きも、それぞれの臓器の働きが重要であること
はよくわかります。一方、免疫力は、1ヵ所にまとまった臓器がありませんの
で、その重要性はわかりにくいものです。

Ⓠ「免疫力は病原菌に対する抵抗性ということで重要なのですね？」

Ⓐ「そうです。でも、"病原菌に抵抗する力"や"病気を癒す力"だけではあり
ません。がんに対する防御という面でも免疫は働いているのです」

Ⓠ「がん細胞に対抗してくれるのですか？」

Ⓐ「そうです。白血球の一種にNK細胞というリンパ球があります。このNK細
胞とは四六時中、体内をパトロールして、がん細胞が生まれるとそれを殺し
てがんの芽を摘み取る働きをしています。これも重要な1つの免疫力です」

36　　**第1部** 健康増進のために積極的な摂取が望まれる食品

免疫は、外から侵入する病原菌の駆除に働くだけではなく、体の中に生じた余分な物、例えばがん細胞などを除去するという、眼には見えないが非常に重要な、生体を防御する反応なのです。

(2) 免疫力を高めるための対策

❸免疫力を高める日常生活の注意

たとえ眼に見えなくとも免疫力が重要であるなら、免疫力を低下させることなく正常に維持するか、またはできれば高めておきたいものです。免疫力を高めるためには表B-1に挙げた日常生活の注意が肝要です。表B-1に挙げた①～③はごく当たり前のことで、特別な注意ではないことがすぐわかります。生活習慣病をはじめ、すべての病気の予防、健康維持のための基本的な生活習慣です。

次に④ですが、気持ちの持ち方も免疫力のレベルに関係します。物事を悪いほうにくよくよ考えるのではなくて、何事にもありがたいと感謝する前向きの気持ちで過ごすことです。ストレスをためこまないということは同じことの別の表現です。さらに、積極的に一歩進めて笑うことがよいようです。

[表B-1]　免疫力を高めるための日常生活

①規則正しい生活を送って肥満を避ける
②充分な睡眠を心掛ける
③適度な運動を続ける
④よく笑う。ストレスをためこまない
⑤腸内環境を整える
⑥免疫力を高める食品を摂る

Q「笑えば免疫力がアップするのですか？ 本当ですか？」

A「本当です。最近では大病院でもこの点について前向きに取り組む動きが出てきています」

Q「でも、免疫力は、何となく漠然としていて、免疫力が実際に上がった下がったと評価することは難しいと思うのですが。その上、それが笑うということで変化することがわかるなんて……」

B章　免疫力を高める食品　37

Ａ「まゆつばに聞こえるかもしれませんが、『笑』と『免疫力』の因果関係を示す、医学的なそれなりの報告があります」

　がん患者さんを吉本興業のなんばグランド花月に連れてゆき、大笑いする前と後に、免疫力の指標となる"NK活性"を測定したところ、大笑いした後にNK活性が上昇したというデータが示されています。さて、突然出てきたNK活性とは何ですか？　という方がほとんどでしょう。NK活性とは最も一般的な免疫力の指標ですが、どのようにしてこれを測るのか、これを測定できる検査を後半の上級編で、一般の方にもわかるように説明します。

　さて、表B-1の⑤と⑥は免疫力を高める、より実際的な対策です。免疫力を高めるには、からだ全体の状態を改善してゆくことと、免疫の担い手である免疫細胞の働きをよくすることが肝要となります。

　腸内細菌や腸内環境を整える、いわゆる整腸ということが最近非常に注目されるようになってきました。これまでは免疫力との関係というより、便秘の改善という面が前面に出て、腸内環境の重要性がクローズアップされていました。近年、腸内細菌の研究が飛躍的に進み、腸内環境を健全に整えることが、単なる便秘の改善にとどまらず、免疫力の増強や、アレルギーの予防に貢献することがわかってきています。この点について本書は、腸内環境の健康面における重要性に鑑み、章を別に設けてあります。

　表B-1の最後の⑥は免疫力を食品によって高める対策です。本書は健康に役立つ食品の本ですので、項を改めて述べることにします。

❻ 免疫力を高める食品

　健康食品のコマーシャルには、抗酸化食品をはじめとして、がんによい食品、認知症の予防によい食品とさまざまあります。そのうちの1つとして、免疫力を高めるための食品も少なくありません。摂取食品によって免疫力を高めるということは、食品の成分が免疫系の細胞に働いて、免疫細胞の働きを強めてくれることを期待するものです。

38　　第1部　健康増進のために積極的な摂取が望まれる食品

Q「本当に免疫力を上げる食品はあるのですか？ 新聞や雑誌の健康ヘルス面の記事でよく見かけますが……」

A「ありふれた食品が免疫力をアップするとしてよく出てきます。食品の羅列では何となく効果が怪しげに聞こえますので、ここで少しメカニズムにふれつつ考えてみましょう」

Q「免疫を担っているのは白血球ですから、白血球を元気にする食品が免疫力アップ食品となるのでしょうか？」

A「その通りです。そこにさまざまな食品が登場することになります」

　免疫細胞の働きを高める食品について、次頁の表B-2に一覧にします。きのこ類、海藻類に加え、誰もが予想する野菜（青葉野菜、根菜）と果物、植物由来の抗酸化嗜好食品、発酵食品などさまざまな食材のラインナップになります。

Q「表B-2の免疫力を高める食品として、まず、きのこ類や海藻類が挙げられていますね」

A「そうです。これら2つのグループの食材には、それぞれβグルカンとフコイダンという免疫増強に働く有効成分が含まれています。これらの成分は充分研究もされ、以前よりその効果が認められています」

Q「野菜や果物は抗酸化食品として何らかのポリフェノールを含むことが抗酸化食品の章で述べられています。ポリフェノールは何となく免疫力を高めるとイメージできますが、実際に抗酸化作用は免疫増強につながるのですか？」

A「そうです。抗酸化作用が、免疫細胞の障害を防ぎ、間接的に免疫力を維持することに加え、前述のNK細胞を活性化したり、免疫遂行物質（後述のTNFα）の産生を高めたりすることが報告されています」

　"免疫力を高めること"、"抗酸化作用を示すこと"、"がんの発症を抑えること"、これらの作用はオーバーラップします。1つの食品が抗酸化作用

B章　免疫力を高める食品　　39

[表B-2] 免疫力を高める主な食品とその有効成分

食材	有効成分	免疫増強作用
各種きのこ 椎茸、まいたけ、しめじ、えのき、きくらげ等	βグルカン	NK細胞の活性化
各種海藻 コンブ、ワカメ、ひじき、モズク、めかぶ等	フコイダン	NK細胞の活性化
ニンニク	アリルシステイン スルフォキシド	NK細胞の活性化
各種野菜 キャベツ、レタス、ホウレン草、ナス、キュウリ、大根、ニンジン、タマネギ等	βカロテン ビタミンC さまざまな ポリフェノール	抗酸化作用により、免疫細胞の障害を防ぐ。白血球の活性化（TNFαの産生増強：P. 44）
果物 バナナ、スイカ、ブドウ	さまざまな ポリフェノール	白血球の活性化 （TNFαの産生増強）
抗酸化嗜好食品 赤ワイン、コーヒー 緑茶（P. 47コラム参照）	さまざまな ポリフェノール	抗酸化作用により、免疫細胞の障害を防ぐ
発酵食品 納豆、味噌、醤油、ヨーグルト	C章（P. 55） 表C-2参照	腸内環境を整えて、免疫力を増強する

を通して、免疫力を高めたり、免疫力を高めてがん予防に働いたりするからです。

　実際、表B-2の各種きのこのβグルカンと、海藻類のフコイダンは、免疫力を高める食品であると同時に、免疫力増強作用を介した抗がん作用食品（P. 75表D-1）になります。また、1つの成分が2つの異なる作用をすることもあります。例えば海藻の有効成分のフコイダンは、免疫細胞に働いて免疫増強作用を示す以外に、がん細胞に直接働いて抗がん作用（がん細胞消滅）を発揮することがわかっています（P. 78、79で説明）。従って、これらの食品はいろいろな場所で登場することになります。

40　　第1部　健康増進のために積極的な摂取が望まれる食品

Q「ところで、免疫増強作用として、NK細胞活性化やTNFα産生増強といった言葉が出てきますが、これはよくわかりません」

A「NK細胞は何種類かある白血球のうちの1つのタイプです。TNFαは白血球が産生する生理活性物質で、免疫反応を遂行する蛋白質です。NK細胞もTNFαも専門的な医学用語ですので、後半の免疫についての上級向知識でもう少し詳しく述べることにします」

　野菜や果物の抗酸化物質、つまりポリフェノールは抗酸化食品で述べてあります。ポリフェノールの抗酸化作用によって白血球が活性酸素によるダメージを免れ、白血球が元気になります。つまり、ポリフェノールは白血球の免疫力を維持することに働きます。また、発酵食品は腸内環境を整えることにより、免疫細胞を元気にして、免疫増強に働くことに貢献します。また、腸内環境の改善は、他にもいろいろな面から健康につながります。この点は腸内環境を整える食品の章で述べることにします。

免疫についての高度の知識（上級編）

　世の中には向学心に燃えた方がおられます。その方々は、"免疫"という現象は難しいが、それでもNK細胞なんて医学用語が出てきたら、少しは説明してほしいと思われます。実際、NK細胞は、がんに対する体の抵抗性を左右するため、非常に重要な細胞です。そのため、NK細胞を含め、一般の方にも役立つ免疫の知識を述べておきましょう。

❷NK細胞とは？

　NK細胞とは白血球の中の1種類の細胞です。NK細胞を含む白血球細胞について、一から説明をスタートします。

　健診を受けますと、一般検血、または貧血検査として表B-3のような項目の検査が組み込まれています。白血球は病原菌に対する防御反応に働く血球細胞で、いくつかの種類の細胞群に分かれます。大きく分類しますと、

顆粒球、単球、リンパ球に分かれますが（図B-1）、NK細胞はリンパ球のうちの1つの亜集団です。

[表B-3] 血液細胞（血球）検査の項目

赤血球	酸素を運ぶ血球、少ないと貧血
Hb（ヘモグロビン）	赤血球の中の酸素運搬蛋白質
白血球	感染抵抗、免疫に働く血球
血小板	止血に働く血球
Ht（ヘマトクリット）	全血中の全血球細胞の容積比率

Q「白血球にはいろいろな血球集団があるのですね？」

A「そうです。ですから免疫はややこしいと、最初から敬遠されがちなのです。ここからやさしく、できるだけ簡単に説明してゆきましょう。まず顆粒球と単球です」

Q「顆粒球も単球もそれぞれ白血球の一集団なのですね？」

A「そうですが、詳しくいうと顆粒球はさらに3つのグループに分かれます」

　顆粒球には3種類ありますが、いずれも細胞の中に顆粒を持つことが特徴です。3つのうちで最も多い集団の顆粒球は、外から侵入する細菌を

[図B-1] 白血球の種類と役割

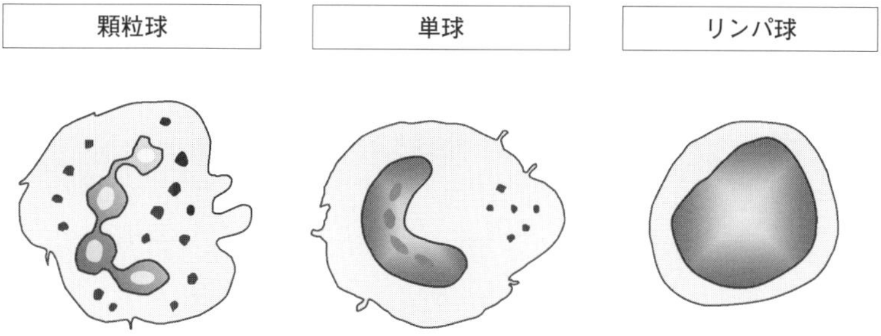

顆粒球	単球	リンパ球

顆粒球には3種類ありますが、いずれも核が分節（分葉）しており、細胞内にたくさんの顆粒を持っているのが特徴である

馬蹄形の核をもつ、一番大型の白血球。体外から侵入する異物や体の中で生じる不要な老廃物を貪食処理する

リンパ球には、NK細胞、Tリンパ球と、Bリンパ球の3種類がある。NK細胞はウイルスに感染した細胞や、生まれたばかりのがん細胞の排除に働く

飲み込んで（貪食して）、細胞の中で細菌を殺します。この時、細胞内の顆粒が貪食した細菌の破壊に働きます。単球は体外から侵入する異物や体の中で生じる不要な老廃物を貪食して処理します。最後の白血球集団がリンパ球です。リンパ球はTリンパ球（T細胞）、Bリンパ球（B細胞）、そしてNK細胞の3つの亜集団に分かれます。

Q「リンパ球にもいろいろな種類があるのですね。ところでリンパ球はどのような働きをするのですか？」

A「ウイルスが侵入してきた時を例に挙げて説明しましょう。簡単にいうと、ウイルスを除くための抗体を作るのがBリンパ球、ウイルスに感染した細胞を殺して除いてしまうのがTリンパ球と考えてください」

Q「3つ目のリンパ球がNK細胞ですね。NK細胞の働きは？」

A「NK細胞は、Tリンパ球と同じように、ウイルスに感染した細胞を殺して、ウイルス排除に働きます。これがまず、NK細胞の第1の役割です」

Q「では第2の役割もあるのですか？」

A「そうです。NK細胞は、全身をパトロールしていて、1日に5000個も生まれるといわれているがん細胞を、生まれた端から殺して除いてくれる大切な役割をしているリンパ球なのです」

このようにNK細胞という一亜集団のリンパ球を取り上げても、ウイルス排除、生まれたてのがん細胞の除去という重大な役割を持っていることより、免疫細胞の重要性がわかります。従ってNK細胞の活性化に働く食品は大きな意義を持つことになります。表B-2の免疫増強作用に「NK細胞の活性化」という文言があります。食品に含まれる成分によって上述のNK細胞の機能が高められるという意味です。

なお、NK細胞のがんに対する働きは、別章のがんに対する免疫抵抗性に貢献する食品の項でも述べることにしています。

B章 免疫力を高める食品 43

❺ 白血球が作る生理活性物質

　白血球はさまざまな手法でそれぞれの免疫機能を発揮します。例えば、顆粒球は貪食した細菌を細胞内で殺傷しますが、この時細胞内に蓄えている顆粒を使います。平時には何もしていない顆粒が、細菌を殺傷するという戦闘態勢になると、顆粒から「活性酸素」が作られ、活性酸素という有毒ガスによって細菌を殺すことになるのです。

　一方、単球やリンパ球はウイルスに感染した細胞やがん細胞を殺す作用がありますが、標的となる細胞を飲み込んで殺すわけではありません。がん細胞はリンパ球より大きいのです。がん細胞より小さいリンパ球が、がん細胞を飲み込むことはできません。NK細胞やTリンパ球は、標的とするがん細胞に対して殺傷能を持つ蛋白質を作り、これを分泌して標的がん細胞を殺します。そのような生理活性物質（免疫遂行物質）の1つが表B-2に出ているTNFαという蛋白質です。従って、このような生理活性物質の産生を強めることも、免疫増強作用の1つになります。

❻ 免疫力を測定する検査

　一般の方は、血液中の白血球の数を調べ、その数の多少が免疫力を反映すると思われるかもしれません。白血球の数は常に変動しており、その数の多少は必ずしも正確に免疫力を反映しません。何らかの細菌が体の中に侵入してきますと白血球の数が増えます。それは一時的な防御反応で、炎症が治まれば白血球の数は元に戻ります。つまりは白血球の数自体はその人の本質的な免疫力を示すものではありません。

Ｑ「免疫力は何となく漠然としていますので、免疫増強といわれても今ひとつピンときません。何か免疫力を数字で表せる検査がないのですか？」

Ａ「あります。それは免疫学の世界では一番標準的な検査で、NK細胞ががん細胞を殺傷する能力をみる検査です」

Ｑ「それは結果が数値化される検査ですか？」

Ａ「そうです。数字で表わされます。それについて説明しましょう」

　ヒトの白血球の中のNK細胞が、がん細胞を殺傷する力を測定できる検査法について、図B-2に示します。健診や人間ドックで採血するのと同じ要領で血液を注射器で採取し、そこからリンパ球を手順に従って分離します。一方、がん細胞は、培養器で培養して維持されている標準がん細胞から調製します。がん細胞にマーカーとなる物質を取り込ませ、マーカー付きのがん細胞とリンパ球を混ぜ合わせ、4時間培養します。NK細胞に殺されたがん細胞からマーカーが放出されます。培養液中のマーカーの量を測定すれば、どのくらいのがん細胞が殺されたかが数値でわかります。

Ｑ「なるほど、混合培養した培養液中のマーカー量を調べれば、最初にがん細胞が取り込んでいたマーカーの何パーセントが出てきたか、つまり何パーセントのがん細胞が殺されたかがわかりますね」

Ａ「10人の人で、この検査をすれば、それぞれ異なる数値が出ます。その人、その人、それぞれのNK細胞活性となるのです」

Ｑ「1人の人のNK細胞で、何らかの処理をした前後で調べればNK活性の変化が見られますか？」

Ａ「ええ、わかります。最も簡単なことですが、前述したように漫才をみる前後でNK活性を測定すれば、漫才のあと、つまり、大笑いをした後ではNK活性が高くなっているというデータが報告されています」

Ｑ「ではある食品を食べると、NK活性が上がるというデータも得られることになりますね」

Ａ「ええ、理論的にはそう考えてよいと思います。しかし、食することは、『食べる→吸収する』　というプロセスが複雑で、その効果の出現に時間がかかりますので、やや困難です。でも、表B-2の"NK細胞の活性化"の結果は、そのような困難な状況の下で得られたものです」

B章　免疫力を高める食品

一般に食品が何らかの健康増進に働くことを科学的に証明することは非常に難しいようです。免疫という概念を理解すること、また、その実体を把握することも難しいので尚更です。しかし、本項の表B-2で記載している食品はほとんどの健康記事に載っているものばかりです。本書はそのメカニズムに少し医学的に解説を加えたもので、「受け」を狙ったようなものではなく、また奇をてらう特殊なことを述べているわけでもありません。現時点では表B-2の食品は、これまでの多くの報告通り、体の免疫力の増強に貢献していると考えてよいものと思われます。

[図B-2] NK細胞のがん細胞傷害力を測定する検査

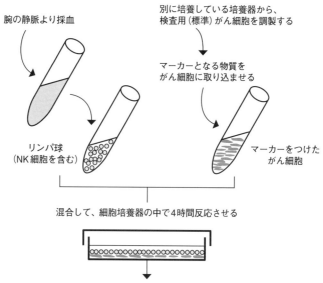

column

緑茶のさまざまな健康効果

日本人がよく飲むお茶（緑茶）には、これまでさまざまな健康効果があることが報告されてきました。緑茶には、ビタミンCとポリフェノールの1つである「カテキン」がたく

緑茶の健康増進作用

| ①抗酸化作用（老化予防・免疫増強） |
| ②抗がん作用 |
| ③抗高脂血症作用 |
| ④抗ウイルス作用 |

さん含まれ、主にこの2つの成分によって大きな健康効果が生まれるようです。

　まず抗酸化作用ですが、生活習慣病、がん、老化の予防によい影響をもたらします（A章）。その中でもカテキンは老化（認知症）の予防によいとされ、また、抗酸化作用を通して免疫細胞のダメージを防ぎ、免疫増強に働きます（B章）。

　さらにカテキンの抗酸化作用とビタミンCの作用は、がんの発生を抑える働きを持ちます（D章）。また、カテキンは腸からのコレステロールの吸収を抑制する作用があり、高脂血症にもよいとされています。

　最後は、免疫増強を介さない抗ウイルス作用です。

　インフルエンザはインフルエンザウイルスが、気道（鼻や口腔）の粘膜細胞に取り付いて、人体に感染します。ウイルスが何となくくっつくのではありません。粘膜へのウイルスの取り付き部分がわかっており、カテキンはインフルエンザウイルスの取り付き部分にくっついて、ウイルスが粘膜細胞に取り付くのを邪魔して感染を防ぐのです。

B章　免疫力を高める食品　　47

それでは実際に、緑茶によってインフルエンザの感染を予防できるでしょうか？　静岡県（お茶の産地）の特養ホームのご老人に、緑茶による1日3回のうがいをしてもらったところ、単に水によるうがいと比べ、インフルエンザの感染が10.4％から0.1％に減ったという臨床効果が報告されています。また、静岡県の小学校では、緑茶によるこまめなうがいに取り組んでいる学校もあるようです。

C 腸内環境を整え、からだ全体の健康増進に貢献する食品

　腸管の主要な働きは、食事で摂取された栄養分を消化し、吸収することです。腸管はその作業に引き続き、食べ物の残りカスをまとめ、余分な水分を吸収し、程よい固さの便を作り排泄してゆきます。

　不衛生食品の摂取で食中毒を起こしたり、ウイルスに感染して下痢を起こしたりすることはよくあることです。また腸管自体に原因のある病気もあります。それに対し、特別な原因がなく、病気というほどのこともないにもかかわらず、日常生活の質を落としかねない腸管の不調状態に便秘があります。便秘が慢性的に続いている人にとっては、「たかが便秘」では済まされないほど、つらいものです。この便秘には、腸内環境の"良し・悪し"が深く関わっています。最近、便秘で悩む人の増加を反映して、テレビコマーシャルや新聞の広告で、腸内環境を整える作用、つまり整腸作用のある食品の宣伝が著増しています。

　近年、腸管は消化管であるだけでなく、免疫器官としても重要であることがわかってきました。腸管は肺と共に、常に細菌やウイルスが侵入する臓器です。その侵入物から体を護る防御体制として、腸にはおびただしい数の免疫細胞が備わっています。からだ全体の50％以上の数にのぼり、腸管は人体最大の免疫臓器になっています。同時に腸管には100兆個を超す細菌が、病原性のない腸内細菌として棲息しています。そして免疫細胞と腸内細菌は、互いに影響を及ぼし合って健全な腸内環境を造る一方、その破綻はアレルギーや糖尿病などの全身の病気や、便秘に深く関わってきます。

　従って、腸管の免疫系と腸内細菌が関与する腸内環境の健全化は、腸の不調である便秘のみならず、全身の病気の根幹的な対策となります。この章では腸内環境を健全に保つことに有益な食品をまとめています。

　なお、腸内環境、腸内細菌、腸管免疫は本章のキーワードになりますが、

C章　腸内環境を整え、からだ全体の健康増進に貢献する食品　　49

腸管免疫は少し難解になります。従って、前半は腸内細菌と腸内環境を整える食品（一般向）とし、腸管免疫については、腸管免疫の全身疾患への関わり（上級編）に分けて後半で述べることにします。

腸内環境の健全化（整腸作用）に働く食品（一般向）

整腸作用に貢献する食品を説明する前に、その食品の作用の仕組みを理解するのに必要な基礎的な知識を紹介します。長い序論になりますが、必須の知識であり、教養を高めることにも役立ちます。

(1) 腸内環境

腸管は1本の長い管状臓器です。胃で大まかに消化された食べ物を受け取り、さらに消化を続け、栄養分を吸収します。しかし近年、腸管は単に"栄養分を消化吸収する臓器です"では済ませられない、機能の複雑な臓器であることがわかってきました。前述のように、腸管には体の健常状態で100兆個を超える細菌が棲息すると共に、からだ全体の半分以上の免疫細胞が常駐しています。腸内細菌は体の健康障害にならないだけではなく、逆に腸内細菌がないと体の健康は保てず、また免疫細胞がないと侵入する病原菌に対する防御ができません。

腸管の腸内細菌と免疫細胞が健全に働いてくれて、初めて良き腸内環境がつくられることになります。とりわけ、腸内細菌の状態が重要で、腸内環境を大きく左右します。本章はこの点から考えてゆきますが、腸内環境をよくする食品は、腸内細菌の状態をよくする作用を持つものです。まず次項で腸内細菌の知識から理解してゆきましょう。

(2) 腸内細菌

口腔（口の中）から消化管には、細菌が常在菌として棲みついています。汚染された食品で食中毒になるのは、外部から食品と共に胃腸に侵入する病原菌です。それとは違い、元々体に棲みついている常在菌は、特別

な病気を引き起こすことはなく、逆に人体と良好な関係を保って共存しています。腸内細菌の総数は何と、100兆個以上（最近では600〜1000兆個）ともいわれ、人体を構成する細胞の総数（60兆個）をはるかに上回ります。このような膨大な数の細菌が何のために腸内に棲みついているのでしょうか？

Q「なぜ、腸管には100兆個以上もの細菌が常在しているのですか？」

A「外界から侵入する病原菌から体を護るために、腸管は免疫系をしっかり配備していることは前述しました。近年の研究で腸内細菌は腸管の免疫系の発達、さらにはからだ全体の健康な恒常性の維持になくてはならない役割を果たしていることが明らかになっているのです」

Q「なるほど。腸内細菌は、"たかが細菌"ではなく、特別な機能を持つ細菌集団なのですね」

A「そうなのです。健康保持に働いている超エリート細菌集団です」

❷ 腸内細菌の種類

Q「ところで腸内細菌については、乳酸菌や善玉菌などとして、名前だけは新聞広告でよく見かけますが、いろいろな種類があるようですね？」

A「ええ、1000種類以上の細菌がありますが、種類や菌名などはどうでもいいことです。善玉菌と悪玉菌、そのどちらでもない中間菌の3つのグループがあるというくらいの区別で腸内細菌を理解すればよいでしょう」

Q「善玉菌は乳酸菌などですね」

A「そうです。善玉菌の代表が乳酸菌とビフィズス菌です。悪玉菌の代表は大腸菌とウェルシュ菌です。比率的には善玉菌が20％、悪玉菌が10％、それに中間菌が70％ということになります」

Q「乳酸菌という名前はヨーグルトなどの宣伝でよく聞きます。ビフィズス菌も乳酸菌食品に含まれているようで、乳酸菌とビフィズス菌の関係が少しややこしいのですが」

A「そうですね。少し混乱がありますので、整理しましょう」

C章　腸内環境を整え、からだ全体の健康増進に貢献する食品

乳酸菌という言葉は、2つの意味で使われます。1つは狭い意味での乳酸菌で、正確には乳酸桿菌です。もう1つの意味での乳酸菌は、乳酸を作る菌を総称して乳酸菌と呼ぶようです。こちらは広い意味での乳酸菌、つまり乳酸菌グループの意味での乳酸菌です。ビフィズス菌も乳酸を作りますので、乳酸菌グループの一員になり、ビフィズス菌主体のヨーグルトも乳酸菌製品と表示されています。

ⓑ 乳酸菌（乳酸桿菌）とビフィズス菌の違い

本来の乳酸菌、つまり乳酸桿菌とビフィズス菌は共に善玉菌ですが、両者の間には少し違いがあります（図C-1）。乳酸菌（正確には乳酸桿菌）は主に小腸に、ビフィズス菌は大腸に棲息しています。大腸でのビフィズス菌は、小腸の乳酸菌より圧倒的に菌数が多いのです。さらに乳酸菌（乳酸桿菌）はもっぱら乳酸を作りますが、ビフィズス菌は乳酸を作ると共に、乳酸よりも多量の酢酸も併せて作ります。そしてビフィズス菌が酢酸を作ることに、この菌の健康増進における大きな役割があるのです。

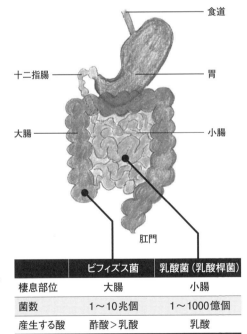

[図C-1] ビフィズス菌と乳酸菌（乳酸桿菌）

	ビフィズス菌	乳酸菌（乳酸桿菌）
棲息部位	大腸	小腸
菌数	1〜10兆個	1〜1000億個
産生する酸	酢酸＞乳酸	乳酸

（両菌共、乳酸を産生するので乳酸菌グループに属します）

◉善玉菌と悪玉菌のそれぞれの作用と両者のバランス

　前述のように、大腸に棲息する腸内細菌では、主たる善玉菌はビフィズス菌ということになります。そのため、最近はビフィズス菌という名前が、新聞の健康記事の乳酸菌製品の宣伝によく出てきます。乳酸菌グループのこの善玉菌は、年齢と共に減少してゆくことがわかっています。老年期になると、成年期の100分の1以下に減少し、逆に悪玉菌が増加します。そうなると、腸内細菌のバランスが崩れて健康障害が出始めます。そこで、ビフィズス菌を補給して腸内細菌のバランスを改善しましょうということが、乳酸菌製品の謳い文句になっています。

Ｑ「健康のために腸内細菌のバランスを図るといっても、まず善玉菌と悪玉菌がどのように作用しているかを知らなければならないですね」

Ａ「その通りですね。各グループの菌の作用を表C-1にまとめます」

Ｑ「悪玉菌は食事で摂った蛋白質を分解して発がん物質を産生する一方、善玉菌は体に必要なビタミン（ビタミンBグループのいくつか）を作ってくれるなど、悪玉菌作用と善玉菌作用の差はわかりやすいですね」

Ａ「それと便通に対しても全く逆の作用を及ぼすことです」

Ｑ「どうして作用が相反するのですか？」

Ａ「善玉菌が多いと酢酸や乳酸がたくさん作られ、大腸内は酸性になり、酸で腸の動きがほどよく刺激されて快便になります。一方、悪玉菌は蛋白質を分解してアンモニアをたくさん作るため、腸内がアルカリ性になります。そうしますと便通が悪くなります」

Ｑ「なるほど。その上、便通が悪くなると、悪玉菌による発がん物質の産生が亢進するなどして、何か悪いことが起きそうですね」

Ａ「そうです。便通がよいほど大腸がんの発生が防がれると考えてよいでしょう。そのためにも善玉菌を増やしておくことです。また、善玉菌が多いと悪玉菌の増殖が抑えられ、好循環が生まれます」

C章　腸内環境を整え、からだ全体の健康増進に貢献する食品　　53

ビフィズス菌の酢酸産生作用は、大腸内を酸性にして大腸の蠕動運動を促します。また、悪玉菌は酸に弱く、増えにくくなり便通がよくなります。反対に便秘がちになると、腸内の腐敗が進み、アンモニアの発生で大腸内がアルカリ性に傾き、便通不良になります。同時に、善玉菌が減少して悪玉菌が増えるという悪循環に陥ります。

[表C-1]　善玉菌と悪玉菌の作用

善玉菌	悪玉菌
腸内でビタミン（B1、B2、B6、B12）を産生	蛋白質を分解して発がん物質を産生
悪玉菌の増殖抑制	細菌毒素の発生
整腸作用・便秘予防	便通不良
免疫・アレルギーへの好影響	

Ｑ「大腸内が酸性になれば便秘にならないのなら、ビフィズス菌による酢酸産生の代わりに"お酢"を飲んで酢酸を補給すればよいのでは？」

Ａ「それでは駄目なのです。口から飲んだ酢は途中で小腸で吸収されて大腸には届きません。酢は酢なりの効用がありますが、便秘対策にはなりません」

Ｑ「なるほど、大腸でビフィズス菌に頑張ってもらわねばならないのですね」

Ａ「そうなのです」

Ｑ「最後の免疫・アレルギーとの関係は難しそうですね」

Ａ「この分野は最近どんどん研究が進んで、新しい知見が生まれつつある、非常にホットなところです。腸内細菌を健全に保つことは、平たく言えば免疫力を高め、余計なアレルギー反応を抑えるという、体にとって都合のよいことにつながってゆきます。この点は少し難しいところですので、後半の上級編で述べたいと思います」

(3) 整腸作用に貢献する食品

　ここでやっと本章の本来の目的である、整腸作用食品の話に到達しました。整腸作用の目的とそのメカニズムを理解しておかなければ、食品の本来の

働きの仕組みがよくわかりません。そのため、長い序論になってしまったのです。

腸内環境を左右する最大の要因は腸内細菌のバランスです。従って腸内環境を整える、つまり整腸作用ということは腸内細菌への働きかけが中心となります。その他、腸管の運動、つまり腸蠕動を良好にする働きも整腸作用になります。

Q「腸内環境が『良い』、または『悪い』の判断は日々の便通が指標となるものでしょうか？」

A「そうです。日々、バナナ状の便が気持ちよく出る快便があれば、まず腸内環境が良好と考えられます」

[表C-2] 整腸作用のある食品

有効成分		有効成分を含む食品	有効成分の整腸作用
ⓐ乳酸菌グループ	①動物性	発酵乳製品 （ヨーグルト、チーズ等）	大腸に棲息する善玉ビフィズス菌を活性化し、ビフィズス菌が酢酸を作って悪玉菌の働きを抑える
	②植物性	日本古来の発酵食品 （味噌、醤油、納豆、ぬか漬け等）	
ⓑ食物繊維	①水溶性	繊維の柔らかい野菜（ホウレン草、キャベツ、トマト、大根、カボチャ、ニンジン、タマネギ等）、果物、海藻（ワカメ、コンブ等）	善玉乳酸菌のエサ（養分）となり、善玉菌を増やす
	②不溶性	繊維の固い野菜（ゴボウ、レンコン、トウモロコシ等）、イモ類*、豆類（大豆等）*、きのこ類、穀物**	腸内の水分を吸収して、便のかさを増やし、かつ腸の蠕動運動を促進して便通をよくする
ⓒオリゴ糖	ブドウ糖、果糖などが数個連なる	ネギ、タマネギ、ニンニク、アスパラガス、バナナ等	善玉乳酸菌のエサ（養分）となり、善玉菌を増やす

＊イモ類や豆類は、実際には水溶性と不溶性の両タイプの食物繊維を含む
＊＊一般に、麦、ヒエ、アワ、キビなどの穀物は不溶性食物繊維が多い。一方、大麦（押麦）のみ、不溶性のみならず水溶性食物繊維も多く含む

Q「逆に腸内環境の悪化は便秘や下痢になって現われるのですね」

A「ええ、大まかに言えばそうなります。整腸作用の目標は、腸内細菌のバランスを良好にすることです。でも腸内細菌のバランスは自覚的にはわかりませんので、便通が良好であるか否かが指標になるでしょう」

　整腸作用のある食品を表C-2に挙げました。主に3つのグループ、つまり、❶乳酸菌を含む発酵食品、❷食物繊維を含む植物性食品と、❸オリゴ糖の3つです。1つずつ説明してゆきましょう。

❶発酵食品（乳酸菌食品）

　整腸作用のある食品の筆頭は、何といっても乳酸菌（ビフィズス菌など）を含む食品となります。腸内細菌のバランスを改善する、つまり善玉菌を増やして腸内環境を整えるためには、乳酸菌製剤が最も端的、かつ効果的な食品になります。

Q「最もなじみが深い乳酸菌食品はヨーグルトですが、この場合の乳酸菌食品の乳酸菌は乳酸桿菌ですか、ビフィズス菌ですか？」

A「ビフィズス菌は乳酸菌を作りますので、乳酸菌グループに入ることは前述しました。改善すべき腸内環境の腸は大腸で、大腸に棲息するのはビフィズス菌ですので、ビフィズス菌を含む乳酸菌食品が該当します」

Q「ヨーグルトで摂取したビフィズス菌は、そのまま大腸に到達して外来性の善玉ビフィズス菌として働いてくれるのですか？」

A「ビフィズス菌には何種類もの株がありますが、現在のヨーグルト食品の多くは生きたまま大腸に到達できる株が使われています」

Q「元々大腸にはヒトのビフィズス菌が棲息しています。食品で摂り入れた外来性のビフィズス菌も大腸で働いてくれるのですか？」

A「摂取したビフィズス菌は生きていますので、大腸で働いてくれますが、大腸で長期間生着できません。しかし、この外来性ビフィズス菌は、元々大

腸に棲息しているビフィズス菌を元気にしてくれます」

　ヨーグルト食品のビフィズス菌の働きは、自分自身のビフィズス菌作用だけでなく、元々大腸に棲んでいるビフィズス菌を元気にすることです。さらに前述のように、ビフィズス菌は乳酸よりももっと多くの酢酸を作り、酢酸によって悪玉菌の働きを抑える働きもあります。なお、ビフィズス菌以外にも、いろいろな乳酸菌を含む製品がその特長を謳って販売されています。章末の一口メモを参照してください。

🅀「乳酸菌には動物性と植物性があるのですか？」
🅰「そうです。動物性乳酸菌は、牛乳から作られるヨーグルトに含まれます。
　　一方、植物性乳酸菌は、日本固有の発酵食品（味噌、納豆やぬか漬けなど）
　　に多く含まれます」
🅀「植物性の乳酸菌はビフィズス菌ですか？」
🅰「いいえ、植物性乳酸菌はラブレ菌（P. 70の一口メモ参照）など、ビフィズ
　　ス菌以外の乳酸菌グループの菌です。植物性乳酸菌も生きたまま大腸に
　　届きます。またこちらは整腸作用が強いようです」

　なお、善玉菌と悪玉菌の作用の違い（表C-1）で述べましたように、善玉菌にはさまざまな健康効果を生み出す力が潜んでいます。乳酸菌製剤は善玉菌の作用を高めますので、整腸作用の他に種々の健康増進効果を示すことができます。この点については、後半の上級編で充分述べることにします。

❺食物繊維
　食物繊維は胃腸で消化されない（消化酵素で分解されない）食物成分のことです。消化、分解されませんので、そのまま便となって排泄されます。これまでは食物繊維は何の栄養成分にもなれず、単に便秘の対策として、

"食物繊維を多く含む野菜をしっかり摂りましょう"という程度に見られてきました。ところが最近腸内環境の重要性の高まりと共に、食物繊維が腸内環境の改善に貢献する食品として根本的に見直されるようになってきました。

　食物繊維には、同じ植物由来ですが、水溶性（水に溶けやすい）と不溶性（水に溶けない）の2種類あります。両タイプとも整腸効果がありますが、それぞれ少し特性と効能が異なります。表C-2にまとめてあります。

Ｑ「植物性の食材はほとんどすべて食物繊維を含みますね。水溶性と不溶性の違いはありますが」

Ａ「しかも1つの野菜、果物では両方のタイプの繊維を含みます。どちらかが優位のため、一応は分類しているだけです」

Ｑ「作用は、水溶性食物繊維は善玉菌（乳酸菌、ビフィズス菌）のエサになって善玉菌を増やすことですね？」

Ａ「そうです。肉などの蛋白質は悪玉菌に養分を与え、悪玉菌を増やします。全く対照的ですね」

Ｑ「だから肉を食べる時は一緒に野菜をしっかり摂ることが大切であるのは、この面でもいえるのですね。なるほど！」

Ａ「不溶性の食物繊維のほうは、水分を吸収して便のかさを増やし、腸を刺激して腸の動きを活発にします。便通がよくなりますね」

　不溶性食物繊維は水分を吸収しますので、便のかさが増し、腸管への刺激が強くなり便通がよくなります。また、水分を多く含んでいるため、便が柔らかくなります。従来からいわれていることですが、食物繊維が便通をよくしてくれるのはこの作用によるところが大です。

Ｑ「ところで、乳酸菌製剤には、整腸作用の他に、全身的な健康効果がありましたが、食物繊維は整腸作用だけですか？　それとも食物繊維にも整腸作用以外の健康効果が見られるのですか？」

58　　第1部 健康増進のために積極的な摂取が望まれる食品

Ａ 「ええ、とりわけ水溶性食物繊維は、整腸作用だけでなく、糖尿病や高脂血症などの生活習慣病を改善させる効果があるようです」

　水溶性食物繊維は、糖の吸収を穏やかにし、食後の急速な血糖上昇を抑えたり、コレステロールを吸収して便に連れ出し、コレステロールの吸収を抑制するなどの作用のあることがわかってきました。乳酸菌製剤だけでなく、整腸作用に働く健康食品は、全身的健康食品になるのです。下の一口メモを参照してください。

一口メモ　　**水溶性食物繊維の隠れた健康効果**

　本文では食物繊維の健康効果について、主に腸内細菌を介した整腸作用について述べています。最近、食物繊維は整腸作用のみならず、生活習慣病への有益な効果をもたらすことがわかってきました。生活習慣病の中で、近年疾患頻度が急速に高まっているのが糖尿病と、高脂血症（高コレステロール血症）です。実は食物繊維のうち、水溶性食物繊維がこれら2つの生活習慣病によい効果を示すのです。

　まず水溶性食物繊維は、食後の急激な血糖上昇を緩和しますが、作用にはいくつかのメカニズムがあるようです。当初は、水溶性食物繊維に含まれるβグルカンの高い粘性によって糖の消化吸収がゆっくりになるということが主因と考えられていました。最近この作用の他に、腸内細菌を介する新しい血糖値上昇抑制効果が報告されています。その作用は、水溶性食物繊維を食べた腸内細菌に、血糖コントロールに働く消化管ホルモンの分泌を促す物質を作らせることです。腸内細菌が作るその代謝物質の刺激によって消化管ホルモンの分泌が促進され、血糖値上昇が抑えられるという、複雑

Ｃ章　腸内環境を整え、からだ全体の健康増進に貢献する食品　　59

ですが非常に学術的な研究成果です。

　糖尿病に対してだけではありません。水溶性食物繊維はその粘着性によってコレステロールを吸着しやすく、摂取した食物中のコレステロールを便と共に排泄させます。つまり、コレステロールの摂取制限と同じ効果によって高脂血症の改善に働きます。このように水溶性食物繊維は、単なる整腸作用だけではない全身的な健康効果を示すことがわかってきました。

Q「食物繊維といえば、キャベツやレタスなどの葉の野菜や、ゴボウなどの根菜を連想しますが、米や麦の穀物にも食物繊維が含まれるのですか？」

A「ええ、穀物にも食物繊維が含まれますが、穀物の種類によって食物繊維の質と含有率が大きく違っています」

Q「お米（ごはん）はどうですか？」

A「お米やパン（小麦）には食物繊維が非常に少なく、昔日本人が多く食していた大麦に非常に多いのです。そのため、最近大麦の健康効果が脚光を浴び始めています」

　最近、麦の健康効果を狙って、白米に少し麦を入れた混合ごはんを主食とする動きが出てきました。病院の給食で混合ごはんが主食とされたり、スーパーマーケットでも麦などの穀物が売られるようになっています。穀物の食物繊維については、右頁の一口メモを参照してください。

◉オリゴ糖

　オリゴ糖という言葉自体は聞き慣れないものですが、内容は簡単なものです。糖にはブドウ糖や果糖の他にガラクトースなどいくつかの種類がありますが、これらの糖が3〜10個つながった糖質がオリゴ糖です。表C-2に

示していますが、オリゴ糖は天然の食材(タマネギなどの野菜)に含まれ、元々ビフィズス菌増殖因子として発見されました。ヒトの消化酵素で分解されないものがあり、ビフィズス菌などの善玉菌のエサとして役立ちます。従って、善玉菌を増やし、腸内環境をよくする食品の仲間になります。

一口メモ 穀物の食物繊維

　食物繊維の効能は腸内環境を整え、糖尿病や肥満、大腸がんのリスクを下げ、またアレルギー疾患の低減に働くことです。一般に食物繊維といえば、野菜や果物に含まれるとのイメージが強いようです。それは間違いではありませんが、穀物にもたくさんの食物繊維を含んでいるものがあるのです。穀物とは米、麦、小麦、キビなどです。実は同じ穀物とはいえ、含まれる食物繊維の量が桁違いに異なります。麦でも大麦やライ麦は多量の食物繊維を含みます。一方、私達が現在主食とする白米や精製した小麦で作る食パンは繊維量が一桁以上少ないのです。昔の日本人は麦をよく食べました。現在では麦はほとんど食べず、摂取する穀物は白米か小麦（パン）がほとんどです。日本人の食物繊維の摂取量は減少しています。この減少の主な原因は野菜や果物からの摂取減よりはむしろ、白米やパン食が多くなったための穀物からの摂取減なのです。

　糖尿病の予防には野菜などの食物繊維より、穀物からの食物繊維のほうが効果が強いという研究報告があります。麦を食べていた昔の日本人には、肥満も糖尿病も少なかったことと少し関係するかもしれません。

C章　腸内環境を整え、からだ全体の健康増進に貢献する食品　　61

プロバイオティクスによる全身の健康増進効果（上級編）

　突然、「プロバイオティクス」という難しそうな言葉が出てきました。一言で簡単に言いますと、"健康に貢献する細菌含有食品"のことです。いわばヨーグルトなどの食品と思って頂ければよいかと思いますが、もう少し丁寧な説明は、次頁の一口メモにまとめています。

　それではヨーグルト様の食品、つまりプロバイオティクスによる健康増進効果についての、少し高度の知識を紹介してゆくことにします。じっくり読んで頂ければ相当の教養を身につけることができると信じます。

（4）腸管における免疫系の特殊性

　食物と一緒に侵入する病原菌を排除することは、腸管の免疫系の重要な働きです。そのため、腸管には免疫細胞が多数常駐し、任務を遂行しています。腸管の免疫機能を維持する、または高めることは体を健康な状態に維持する上で極めて重要ですが、腸内細菌が腸管免疫の機能に深く関わっています。

　一方、腸管免疫は実に不思議な作用も営んでいます。その「不思議」を知るためには免疫の本質を再確認することが必要です。免疫の本質など、ややこしい、うっとうしいことと思われるかもしれません。でも、「近年急増する花粉症、食物アレルギーやアトピー性皮膚炎の原因や、それをコントロールできるプロバイオティクスの作用に関係する」と言えば、免疫の本質や重要性を理解してみようと思って頂けるかもしれません。

Ｑ「ところで免疫の本質とは？」

Ａ「免疫とは、『病原微生物に対してだけでなく、体外から体内に侵入、または持ち込まれる外来性の異物に対し、自分の体の成分とは異なるものと見極め、それを排除して自分の体の恒常性を図る』ことです」

Ｑ「免疫反応が起こるか起こらないかは、外来性の侵入物に病原性があるか

| 一口メモ | プロバイオティクス |

　プロバイオティクスという言葉は、近年新聞や雑誌の健康記事で
よく見かけるようになりました。「ヨーグルトや乳酸菌に関係している
言葉だと思うが、正式にはどのような言葉か、しっかりとはわからない」
という人が多いのではないでしょうか？　そこでこの言葉の意味を解
説します。

　プロバイオティクスは「腸内フローラ（腸内細菌叢）のバランスを
改善することによって、宿主の健康に好影響を与える生きた微生物」
と医学的に定義されています。少し専門的な響きが強いので、もう
少しやさしく定義しますと、「宿主に健康効果を示す生きた微生物、
またはそれを含む食品」となります。宿主や微生物というのも日頃使
われない言葉ですので、さらにかみ砕きますと、「人間の体によい
働きをしてくれる細菌、または細菌を含む食品」です。プロバイオティ
クス食品としては、生きた菌（乳酸菌やビフィズス菌など）が含まれ
るヨーグルトなどの発酵乳や、納豆、味噌、ぬか漬けなどの日本古
来の発酵食品が挙げられます。

ないかとは関係ないのですね？」

Ⓐ「ええ、最も端的な後者の例は、臓器移植で移植される他人の臓器です。
　　移植された他人の臓器はもちろん病原性はありませんが、それを自分のも
　　のでないと判断し、その受け入れを拒絶して排除します。それが臓器移植
　　でみられる拒絶反応です」

Ⓠ「なるほど。免疫も時々医療にとって不都合なことにもなるのですね」

Ⓐ「そうです。本来は体を護ってくれるための免疫ですが、臓器移植という、
　　不自然なことをしますと、個体に不利益なことが起こることになります」

C章　腸内環境を整え、からだ全体の健康増進に貢献する食品　　63

臓器移植という特殊なことを考えずとも、私達の体には毎日外来性の異物が入ってきます。それは食事で摂る食物です。肉、魚、卵などは、免疫学的に考えれば立派な外来性の蛋白性異物です。これらに対して、自分のものではないことを見極め、いちいち免疫システムを働かせ排除していれば食事で栄養が摂れなくなります。腸管は食物に対し、免疫反応を差し控えるシステムを発達させています。そのシステムとは、特殊なリンパ球集団を発達させることによって過剰な免疫反応を抑えることですが、腸管にはそのような特殊な集団のリンパ球が多いのです。そのシステムのお蔭で、免疫の本質の枠をかいくぐり、食事で摂取した食物に免疫反応が起こらず、栄養を摂取できているのです。これが腸管免疫の不思議です。そして、この不思議な腸管免疫の働きに腸内細菌のバランスが深く関わっていることが近年の研究でわかってきました。実は、その腸内細菌のバランスを健全にする食品がプロバイオティクスなのです。

(5) プロバイオティクスによる、からだ全体の健康増進

　腸管の免疫系は、外来性の病原菌の排除に働く他に、同じ外来性異物であるはずの食物の受け入れを認めるという不思議な行動をとることは前述しました。このような腸管免疫の機能は腸内細菌の働きに依存しているため、腸内細菌のバランスの乱れが腸管免疫に悪影響を及ぼすことになります。プロバイオティクスは腸内細菌のバランスの乱れを改善し、からだ全体の健康を担保してくれます。プロバイオティクスが全身の健康に貢献する点（表C-3）を1つずつ解説してゆきます。

[表C-3]　プロバイオティクスの健康効果

ⓐ 腸内環境を改善（整腸）する作用
ⓑ 発がんリスクを低減する作用
ⓒ 胃ピロリ菌を減少させる作用
ⓓ 免疫力を増強する作用
ⓔ アレルギーや免疫疾患を低減する作用

❷ 腸内環境を改善する作用（整腸作用）

　ヨーグルトなどのプロバイオティクスや食物繊維の整腸作用については既に述べた通りです。プロバイオティクスは善玉菌を含み、腸に達した時にそれ自体が善玉菌作用を営むと共に、元々腸に棲息している善玉菌の活性化にも働きます。善玉菌は酢酸を作り、酸に弱い悪玉菌を減らし、善玉菌優位の腸内環境を造り上げます。このようにしてプロバイオティクスは便通の改善を主な作用として考えられてきた整腸作用に貢献しますが、それのみならず、以下に述べる、全身的な健康効果を生み出すことになります。

❸ 発がんリスクを低減する作用

　善玉菌は食物繊維をエサにしています。一方、悪玉菌は蛋白質をエサにして増殖します。食事で摂取した蛋白質を摂り込み、これを菌体内で分解し、有害物質を作ります。その一部は発がん物質で、悪玉菌が増えると発がん物質が腸管内でたくさん作られ、発がんリスクが高まります。

Ｑ「野菜などで食物繊維を摂らず、肉ばかり食べていると悪玉菌優位になり、発がんリスクが高まることになりますね？」

Ａ「その通りです。プロバイオティクスや食物繊維は腸内細菌バランスを改善して発がんリスクを低減します」

Ｑ「理論的には納得できますが、科学的な証拠、または疫学的な調査で、実際によい結果が出ているのですか？」

Ａ「ええ、あります。ラットでの化学物質による発がん実験の論文があります。牛肉食、または牛肉食とプロバイオティクスを与えた場合、後者で発がん頻度が低下し、プロバイオティクスの発がん予防効果が見られています」

Ｑ「動物実験の結果ですから、ヒトではまだわかりませんね？」

Ａ「ヒトでは発がん実験はできません。でも発がんとプロバイオティクス消費量の関係についての疫学的な調査報告があります。プロバイオティクスの摂取によって、乳がん、膵がん、大腸がんなどの発症を軽減することが多く

C章　腸内環境を整え、からだ全体の健康増進に貢献する食品　　65

の研究で明らかになっています」

Q「へぇ～、プロバイオティクスが大腸がんだけでなく、大腸以外の部位での
さまざまながんの発症の予防にも貢献するのですか。すばらしいことですが、
不思議な感じもしますね」

　プロバイオティクスが大腸で、悪玉菌の発がん物質産生を低減し、大腸
がんの発生を抑制するのは一応納得するとして、大腸がんのみならず、
大腸から遠く離れた臓器のがんの発症をも抑制するのは一瞬本当かなとい
う気がします。この点については次のように考えれば不可解ではなくなります。
発がん物質の産生が大腸だとしても、発がん物質は化学物質ですから、
大腸にとどまらず、容易に血中に入り血液を介して全身にゆき渡ります。タ
バコの発がん物質が肺内にとどまらず、血液を介して全身に達し、遠く離
れた膀胱を含めた全臓器の発がんリスクを高めることと同じです。プロバイ
オティクスの摂取が大腸がんのみならず、他の臓器のがんの発症予防に
つながっても決して不自然ではありません。

● 胃のピロリ菌を減少させる作用

　日本人の健常成人の多くがピロリ菌に感染しており、胃がんの高リスクに
なっていることは最近では一般の方もよく知っておられます。近年、健診や
内科診療で胃ピロリ菌陽性となった場合は、抗生物質で除菌することが普
及しています。

Q「ヨーグルトの中には胃のピロリ菌を減らすと謳っている製品も見かけますが
……」

A「ええ、ありますね。確かに乳酸菌のある株では、胃内のピロリ菌が減少して、
ピロリ菌による胃の粘膜の炎症が軽減したという論文があります」

Q「ピロリ菌がなくなるまではゆかないですか？」

A「そこまでは無理かと思われます。ヨーグルトでピロリ菌を消滅できるのなら、

66　　第1部　健康増進のために積極的な摂取が望まれる食品

抗生物質の除菌薬も不要で苦労はないのですが、それほど簡単ではありません。ヨーグルトなどのプロバイオティクスは、ピロリ菌の増殖を抑える結果、少し菌数を減らせるというところかと思います」

乳酸菌製材によるピロリ菌の完全消滅は無理でも、増殖を抑えることができれば、少数のピロリ菌感染の胃にはそれなりの効果が見込まれ、1つの健康効果となると考えられます。特に抗生物質による除菌後に、わずかに残存しているかもしれないピロリ菌の抑え込みには役立つでしょう。

ⓓ 免疫増強作用
　腸管や気管支は常にウイルスや細菌の侵入に曝されています。腸管も気管支も管状構造を呈し、内腔側は一層の上皮細胞より成り、ここが外敵と接する最前線となります。免疫細胞は、この上皮細胞層の内側でウイルスや細菌に対する抗体を作り、防御体制を築いています。外から侵入してくる病原微生物に対する代表的な防御システムは抗体の産生です。全身の免疫臓器ではIgGというタイプの抗体がたくさん作られるのに対し、腸管ではIgAというタイプの抗体が作られます。IgA抗体の特性は、産生されると上皮細胞を通して腸管内腔へ分泌されることです。腸管へ分泌されたIgA抗体は腸管内に侵入する病原体と結合して病原性を抑え込むことで腸管免疫としての重要な役割を果たすのです。

Ｑ「腸管では体の他の部位の免疫系と違い、IgAという分泌型の抗体をたくさん作るのですね？」

Ａ「そうです。腸管の免疫細胞はIgA抗体を多く作れるような特殊システムになっています」

Ｑ「なぜ、腸管の免疫系はそのような特殊性を持っているのですか？」

Ａ「そこに腸内細菌が関与するのです。以前から乳酸菌やビフィズス菌はIgA抗体の産生を高めるように働くことがわかっています」

C章　腸内環境を整え、からだ全体の健康増進に貢献する食品

Ｑ「ビフィズス菌などをプロバイオティクスとして摂取すれば、IgA抗体産生という腸管の免疫機能を高めることができるのですね？」

Ａ「その通りです」

　乳酸菌やビフィズス菌は腸管のIgA抗体の産生を高めることがわかっていますので、これらを含むプロバイオティクスは腸管の外来性病原体に対する免疫能を高めることに貢献することになります。

❺アレルギー疾患を低減する作用

　近年、アレルギー性の病気を発症する人が増えています。アレルギー性疾患は、花粉症、気管支喘息、食物アレルギー、アトピー性皮膚炎などです。これら、アレルギー性疾患の原因は、それぞれの病気によりいろいろな要因が重なっており大変複雑ですが、共通していえることはIgEという、特殊なタイプの抗体を作る体質にあります。花粉症ではいろいろな花粉に対して、また気管支喘息やアトピー性皮膚炎ではダニやハウスダストなどに対して、IgE抗体を作りやすい体質の人、つまりそのような遺伝子を持っている人に、他のさまざまな要因が積み重なって発症します。

Ｑ「ところで食物アレルギーは摂取した食べ物（食物）に対して、免疫反応が起こるのですか？」

Ａ「そうです。食物に対してIgE抗体を作る体質のために起こるのです」

Ｑ「でもちょっと待ってください。少し前に、同じ外来性の異物でも食物に対しては、腸管では免疫反応が起こらないようになっていて、その結果、栄養分を摂取できるのだと説明されていたのではないですか？」

Ａ「その通りです。食物に対して免疫反応が起こらないように、腸内細菌がうまく働いてくれるというのが現在の考えです。ところが腸内細菌のバランスが崩れると、食物に対する免疫が起こるようになるのです。IgEタイプの抗体を作りやすい遺伝子を持っている場合に、腸内細菌バランスの変調によ

って腸管で食物蛋白質に対するIgE抗体が作られ、このIgE抗体によって食物アレルギーが引き起こされると考えられます」

Q「そうしますと、腸内細菌バランスをよくすると、食物アレルギーが抑えられることになりますが……」

A「ええ、実際、乳酸菌製剤のプロバイオティクスで食物アレルギーが消失とまではいかなくとも、少なくとも低減することがわかっています」

　プロバイオティクスによって食物アレルギーのみならず、花粉症やアトピー性皮膚炎が軽減することが、これまでいくつかの研究で明らかにされています。プロバイオティクスが、そのような働きができるのは、P. 62の（4）で述べた腸管免疫の特殊性に基づきます。腸では過剰な免疫反応、及び食物や共生する腸内細菌に対する免疫反応が起こってほしくないため、免疫反応を適切に制限する特殊な集団のリンパ球が発達しています。この集団のリンパ球は腸管のみならず、からだ全体のアレルギー反応を抑えるように働いています。健全な腸内細菌がそのようなリンパ球集団の発達を推進してくれるのです。すなわち、プロバイオティクスが腸内細菌バランスを整えることは、腸管のアレルギーだけでなく、からだ全体の病気のコントロールにも関与しているのです。

一口メモ　　乳酸菌のいろいろ

　昨今の新聞コマーシャル記事で、乳酸菌製品の何と多いことでしょう。いずれの乳酸菌製品も、共通した整腸作用に加えて、下記のような特性（付加効果）を持つことが謳われています。代表的な乳酸菌株の名前と、健康増進のための固有のアピールポイントをまとめておきます。

①乳酸菌LG21株：消化管の炎症を抑え、ピロリ菌を減少させる
②乳酸菌LGG株：アトピー性皮膚炎を抑える
③乳酸菌L-92株：アレルギー性鼻炎、アトピー性皮膚炎を抑える
④乳酸菌ラブレ菌：京都の漬物「すぐき」から発見された植物性乳酸菌。腸に長く留まることができ、強い整腸作用の他に、免疫力の増強作用（NK細胞活性化）を示す。NK細胞活性化については、B章のNK細胞の項（P. 41）を参照
⑤乳酸菌ガセリ菌：腸に長く留まることができ、腸内で自律神経によい刺激を与え、ストレスを緩和し、精神的不安を改善する

　以上、いくつかの乳酸菌製品のタイプ（株）別の特徴を挙げました。その他にも生菌と死菌の差、つまり生きた菌として大腸に到達するか否かという点も考え所です。整腸作用は当然生菌のほうがよいのですが、死菌でも腸管免疫の活性化は可能です。実際、死菌の乳酸菌も、その効果を活かすべく、食パンや即席味噌汁などの製品に使われています。

D 抗がん作用が期待される食品

　新聞の健康コーナーや、各種雑誌の健康記事では、健康に役立つとされるさまざまな食材が、「健康食品」として紹介されています。健康食品の謳い文句は、○○○は"抗酸化作用がある"、"免疫力を高める"、"抗がん作用がある"等々多様で、いずれも極めて魅力的です。とりわけ、"がんの発生を抑える"や、"がん細胞を殺す力がある"などの抗がん作用を謳われますと、誰でも一瞬飛びつきたい気持ちにかられます。しかし、ひと呼吸おいて冷静に考えますと、本当にそのような効果があるのだろうかという気になります。実際、そこで紹介されている抗がん作用のある食品は、特別なものではなく、野菜、果物、キノコ類、海藻類など、身の回りのどこにでもあるものばかりです。そのため、抗がん作用がどのくらい確かなものかじっくり考えてみる必要があります。

　そこで本章では、これまで抗がん作用が謳われてきたさまざまな食品について、その効果を掘り下げて考えることにします。なお、がんが発生するプロセスは極めて複雑なため、抗がん作用は言うには易くとも、それを医学的に理解するのはかなり困難です。そこで本章は、「がんによいとされる健康食品とその抗がん作用（一般向）」と、「抗がん作用の詳しいメカニズム（上級編）」に分けて解説してゆくことにします。

がんによいとされる健康食品とその抗がん作用（一般向）

(1) 抗がん作用とは？

Q「健康記事には 『これこれの食品には抗がん作用がある……』 と記載されていますが、抗がん作用とはどういうことですか？ がんができないようにする作用ですか？ できてしまったがんをなくす作用ですか？」

A「まっとうな質問です。ほとんどの健康記事ではその質問に答えることなく、がんによいから抗がん作用があると流しています。抗がん作用は、がんに

D章 抗がん作用が期待される食品　71

対抗する作用です。正常な細胞ががん細胞になる時点から、がんが塊になってどんどん成長する過程までのいろいろなステージで、さまざまな抗がん作用が起こり得ます」

Q「がんに対抗するさまざまな作用？ ますますわからなくなります」
A「そうでしょう。でも基本的なことですから、きちっと説明しましょう」

　一般的に一言でいわれる「がん」は、肺がんや胃がんなど、直径にして何センチメートルかの塊になったものです。このがん塊は1個の正常細胞が遺伝子変化（医学的には遺伝子変異といいます）を起こして、がん細胞になり、それがどんどん分裂を続け、1つのがん塊になるわけです。1個のがん細胞が発生することと、1つのがん塊ができることは意味が違っています。つまり、図D-1に示しますが、正常細胞がさまざまな発がん物質と遭遇し、

[図D-1] がん細胞の発生とがん塊の形成

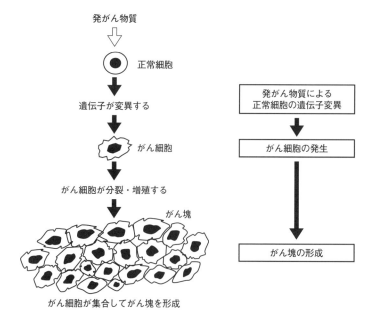

DNAが変異してがん細胞になります（がん細胞の発生）。そしてその1個のがん細胞が分裂してゆく長い過程を経て、がんの塊ができ上がります。

Ｑ「がんができる過程は何となくわかりますが、発がん物質なんていわれてもよくわかりません」

Ａ「発がん物質はごく身近なところにあります。後で説明しますが、食品添加剤のような化学物質や活性酸素です」

Ｑ「抗がん作用は、図D-1のがん発生過程のどこかに働くのですか？」

Ａ「そうです。抗がん作用はがん細胞の発生前から、がん塊形成への一連のプロセスのどこかに働くことになります」

　図D-1の、いわゆるがんが生じるプロセスを見ますと、抗がん作用はそのプロセスのいずれかの部位で働くことが想定されます。そこで、抗がん作用は、大きく分けてがん細胞の発生を抑える作用、がん細胞が発生してもそれを殺傷してがん塊形成に至らなくさせる作用、さらには成立したがん塊に対する作用に分けて考える必要があります。

　次項より、抗がん作用を示すとされる食品が、がん発生のプロセスのどこに作用して抗がん作用を発揮するのかを説明してゆきます。その前に、もう少し、図D-1を詳しく描いた図D-2を準備しています。図D-2は、次の表D-1と一緒に説明してゆきます。

(2) 抗がん作用を発揮しうる食品

　抗がん作用を持つと謳われているさまざまな食品のリストを表D-1に示します。これらの食品が、図D-2の、がんが生じるプロセスのどこに働くか、つまり各食品の抗がん作用の作用点を図D-2に示しています。

❶外来性の発がん物質に対する解毒作用がある食品（表D-1-❶）

　私達の身の回りはおびただしい化学物質で満ち溢れています。私達の

D章　抗がん作用が期待される食品　　73

[図D-2] がん発生のプロセスと抗がん作用を持つ食品の作用点

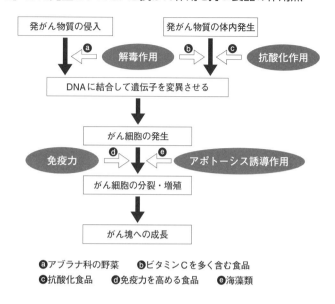

❶アブラナ科の野菜　❷ビタミンCを多く含む食品
❸抗酸化食品　❹免疫力を高める食品　❺海藻類

体に侵入してくる最も代表的な化学物質は食品添加剤です。その中には遺伝子にくっついて遺伝子変異を引き起こし、細胞をがん化させる、つまり、がん細胞を発生させるものがあります。まず間違いなく細胞をがん化させる化学物質は発がん物質になります。その他に疑い濃厚な物質、多少の懸念のある物質等、多数に上ります。これら発がん物質、または発がん（疑）物質の解毒に働くと考えられる食品が、この❶グループの食材です。

Q「外から食事で体の中に入ってきた発がん性のある物質を体内で解毒して、発がん性をなくすなんてすばらしいことですね。本当にそのような食材があって、それを実際の食品として摂れるのですか？」

A「ええ、それがあるのです。食品としてはアブラナ科の野菜で、ブロッコリー、カリフラワー、ワサビ、キャベツ、白菜、大根、蕪などです」

Q「有効成分がわかっていますか？」

［表D-1］ 抗がん作用を示す可能性のある食品

抗がん作用	食品名
❶ 外来性の発がん物質の解毒作用 ［アブラナ科の野菜］	ブロッコリー、カリフラワー、ワサビ、キャベツ、白菜、大根、蕪等
❷ 体内での発がん物質の産生阻止 ［ビタミンCを多く含む食品］	緑茶類、柑橘類、アブラナ科の野菜、ピーマン、生姜、キウイ、イチゴ等
❸ 活性酸素の消去［抗酸化食品］	各種野菜、果物、赤ワイン、緑茶等、 P. 19表A-2参照
❹ 発生したがん細胞の排除 ［免疫力増強食品］	各種きのこ、各種海藻、ニンニク、各種野菜と果物等、P. 40表B-2参照
❺ がん細胞を自殺させる作用 ［アポトーシス誘導食品］	海藻類（ワカメ、コンブ、モズク等）
❻ ホルモンの作用を阻害 ［抗エストロゲン食品］	大豆食品（味噌、豆腐、納豆等）

Ａ 「アブラナ科の野菜には他の野菜にない『グリコシレート』という成分が含まれていて、体内で『イソチオシアネート』という物質に分解されます。この物質が肝臓の解毒酵素の産生を高め、有害物質の解毒作用を強めるという詳細なところまでわかっています」

　アブラナ科の野菜の効果は図D-2の❶の作用です。発がん物質が入ってきて、DNAに結合して遺伝子変異を起こそうとします。この時、このグループの食品の効果で発がん物質の解毒が促進され、発がん物質による遺伝子変異が回避される結果、がん細胞の発生が抑えられるのです。

❷体内での発がん物質の産生を阻止する食品（表D-1-❷）

　発がん性化学物質の中に、『ニトロソアミン』という物質がありますが、この物質は2つの成分が体内で結合して生まれます。2つの成分の1つは蛋白質が分解されたもので、もう1つは発色剤として使われる食品添加剤です。

D章　抗がん作用が期待される食品　　75

Q「発色剤として使われている食品添加剤はどのような物質ですか？ 実際に私達が日々、口にする食品に含まれているのですか？」

A「発色剤の化学物質名は亜硝酸ナトリウムです。ハム、ベーコン、ソーセージなどの加工食品に、これが使用されている商品があります」

Q「なぜ、そのような危険な物質をわざわざ使うのですか？」

A「豚肉などに含まれている色素が、時間が経つと酸化されて黒っぽく変色します。汚く見えて商品価値が下がるのを防ぐため、この添加物を入れてピンク色を保っているのです」

Q「この添加物自体は、発がん性はないのですか？」

A「ええ、発色剤としての亜硝酸ナトリウム自体には発がん性がありません。蛋白質は消化されアミノ酸になりますが、アミノ酸が酵素で分解されて生じるアミンと亜硝酸ナトリウムが結合して、『ニトロソアミン』という発がん物質が生じるのです」

Q「体の中のどこでニトロソアミンができるのですか？」

A「胃の中で生じます。亜硝酸ナトリウムとアミンの結合反応は酸性条件下で起こります。胃の中は胃酸で酸性になっているため、胃でニトロソアミンができるのです」

　ビタミンCは亜硝酸ナトリウムと、アミンの結合反応を阻止します。そのため、発がん物質の体内での産生を抑え、抗がん作用を発揮することになります。つまり、図D-2の**ⓑ**の作用がこれに当たります。ビタミンCは緑茶や柑橘系の果物や野菜に多く含まれています。ビタミンCを多く含む食品はこの**ⓑ**グループの抗がん作用食品となるわけです。

ⓒ 活性酸素の消去に働く食品（抗酸化食品）（表D-1-**ⓒ**）

　活性酸素は生活習慣病、老化、そしてがんの発生に深く関わることを、A章（図A-2）で説明しました。がんの場合は、活性酸素が正常細胞の遺伝子に結合し、遺伝子変異を起こし、がん細胞を発生させるということ

でした。

Q「活性酸素はまるで、発がん性のある化学物質みたいにがんを引き起こすのですね？」

A「そうです。発がん物質は食品添加剤のような化学物質で、活性酸素はガスで形態の違いはありますが、DNAにくっつき遺伝子を変異させてがん細胞を発生させる点では同じです」

Q「食品添加剤のような化学物質や活性酸素が遺伝子のDNAにくっつけば、どうして発がんにつながるのでしょうか？」

A「これは難しいところなので、後半（上級編）で述べたいと思います」

Q「難しい医学的なところはそこで説明を受けるとして、体内で生じる活性酸素を消去する働きのある食品、つまり抗酸化食品はこの点で働き、抗がん作用食品となるのですね？」

A「その通りです。作用点は図D-2の**ⓒ**です」

　抗酸化食品はA章で述べました。多くの食品が抗酸化作用を有しています（表A-1）。生活習慣病を予防し、老化やがんの発生を抑制する、まさに縦横無尽の働きをする食品です。つまり、抗酸化食品は抗酸化という作用を通して抗がん作用食品となるのです。

ⓓ 発生したがん細胞の排除に貢献する食品（表D-1-ⓓ）

　私達は発がん性を持つ可能性のある食品添加剤などの化学物質に満ち溢れた環境に生きているため、**ⓐ**や**ⓑ**の食品摂取が望まれます。しかし、呼吸によって生じる活性酸素から逃れられないため、日々の生活の注意をどのように頑張ってもがんの発症を回避できません。必ずがん細胞は発生します。1日に約5000個のがん細胞が生じているといわれています。

Q「えっ、1日に体内では5000個ものがん細胞ができているのですか？　それ、

D章　抗がん作用が期待される食品　　77

大変なことではないですか？　もし、1個1個のがん細胞が成長してゆくと、
ものすごい数のがんができてしまうのでは？」

A「そうです。そうならないように体には免疫力が備わっています。生まれるが
ん細胞を片っ端から殺してくれるのです。それがNK細胞です」

Q「すごいことですね。NK細胞は発生するがん細胞をすべて消去してくれるの
ですか？」

A「ええ、ほとんどすべてのがん細胞を除いてくれると考えてよいでしょう。だ
から日々、5000個ものがん細胞が生まれても、次々とがんができないように
なっているのです。でも完璧に除去できるわけではありません。何年かに1、
2個のがん細胞がNK細胞に摘み取られず、生き延びるものが出てきます。
それが年月をかけてがん塊に成長してゆくのです」

Q「完全ではないにしてもNK細胞の働きはすばらしいですね」

A「NK細胞は免疫細胞の1つですので、免疫力を高めることが重要です」

　"免疫力を高める食品"の章の表B-2（P. 40）に、いろいろな食品が挙
がっています。そのうちのいくつかはNK細胞の活性を高めるものです。こ
こに免疫力を高めて抗がん作用を発揮する食品の役割があるのです。
NK細胞の作用点は図D-2の**d**です。ところで、免疫力を高めるというこ
とは、NK細胞のがん細胞殺傷力を強めるだけではなく、TNFαのような免
疫遂行物質の産生を亢進する作用（P. 44）も含みます。なお、NK細胞
の働き、つまりがん細胞を殺す作用をどのように評価するかということにつ
いては、専門的なことになります。"免疫力を高める食品"の上級編（P. 41）
で述べてあります。

eがん細胞の自殺を引き起こす作用のある食品（表D-1-**e**）

Q「がん細胞が発生した時、NK細胞がその消去に働くのは図D-2の**d**ですね。
次に、**e**によくわからない作用が出ています。『アポトーシス誘導作用』とあ
りますが、アポトーシスなんて聞いたことがありません」

Ⓐ「ええ、そうでしょう。これはがん細胞に起こる特殊なイベントです。がん細胞がNK細胞などによって殺されるのではなく、自分から死んでゆく、つまり自殺するような細胞イベントなのです」

Ⓠ「がん細胞の自殺なんて、ますますわかりません。がん細胞が自分から死んでくれるのはけっこうなことですけど」

Ⓐ「アポトーシスという特別な細胞イベントを簡単に説明しましょう」

　細胞は正常細胞ではゆっくりした速度で、がん細胞では速い速度で分裂して数を増やしてゆくものです。ところがある状態では細胞の分裂が止まり、さらに自分で死んでゆくことが求められる事態があります。おたまじゃくしがカエルに変態する際、尻尾が必要なくなります。この時尻尾の細胞が殺されるのではなく、細胞に何らかのシグナルが入って自滅・自壊して退場・消失してゆくのです。細胞が自分で自殺してゆくこと、これがアポトーシスです。

Ⓠ「がん細胞のアポトーシスとは、がん細胞が自分で自殺して消えてゆくことですか？」

Ⓐ「そうです。そうですが、アポトーシスにおける自殺は何の刺激もなく起こりません。何らかのシグナルによって自己融解みたいな自殺が起こるのです」

Ⓠ「まさかとは思いますが、がん細胞のアポトーシスを引き起こすシグナルを提供する食品があるのですか？」

Ⓐ「そう、あるのです。ワカメ、コンブ、モズクといった褐色の海藻には『フコイダン』という成分が含まれています。フコイダンはがん細胞に触れると、がん細胞に自殺するシグナルを出させるという特殊な作用を持っていることが確認されています」

　褐色の海藻に抗がん作用があるということは以前より報告されていました。近年の研究でその抗がん作用は、フコイダンという成分によるがん細胞のアポトーシス（自滅）誘導作用であることが分かってきたのです。アポトーシ

D章　抗がん作用が期待される食品　　79

スは聞き慣れない医学用語ですが、がんや免疫の研究では、近年非常に登場機会の多い現象です。

❺ホルモン阻害により抗がん作用を示す食品 (表D-1-❺)

大豆由来の納豆、豆腐に含まれるイソフラボンの乳がん予防効果が注目されています。イソフラボンの乳がん予防効果は、一般的な抗酸化作用とは別のイソフラボン独自の作用に基づきます。イソフラボンは化学構造上、女性ホルモンであるエストロゲンに似ています。そのため、体内で本来エストロゲンが結合する物質にくっついて、エストロゲンの働きを邪魔します。食べ物から摂ったイソフラボンは、乳がんの原因となる過剰のエストロゲンの作用を抑えて乳がんの予防に働いているという見方がありますが、詳しいところはまだ充分わかっていません。しかし、イソフラボンをよく摂取するほど乳がんになる頻度は低下するという統計上のデータはあります。

これまで日本人が欧米人に比べ、乳がんが少なかったのは大豆を多く摂取する民族であったことによるものかもしれません。なお、図D-2には、❺の作用点を記す適当な箇所がないため、記載していません。

以上、新聞のヘルス面や雑誌の健康記事で単発的、断片的に記載されてきた、多種類のさまざまな食品の抗がん作用をここでまとめてみました。一口で抗がん作用といっても、実にさまざまなメカニズムで抗がん作用を示すものであることがおわかり頂けるかと思います。

がん細胞の発生と抗がん作用についての詳しいメカニズム (上級編)

前半では、抗がん作用を発揮しうる食品群と、その抗がん作用の作用点について述べました。ここからは前半で触れなかった、"少し詳しいがん細胞の発生メカニズム"と、"免疫細胞の抗がん作用"についての上級編知識を紹介することにします。ここからはかなり難しい知識となります。読解・読破してみたいと思われる方の挑戦を受けるための紙面です。

（3）がん細胞の発生をきたす遺伝子変異とは？

　ある種の食品添加剤や活性酸素は、DNAに結合して遺伝子変異を起こし、その細胞をがん細胞に変えてしまうと述べました。そのステップを阻止すればがんの発生が抑えられ、1つのカテゴリーの抗がん作用のある食品となります。

Ｑ「遺伝子変異を阻止できる食品は抗がん作用食品になるということはわかります。しかし、その前に、活性酸素などがDNAにくっつけば、どうして遺伝子が変異するのかがよくわかりません」

Ａ「そうですよね。そのような難しいことは新聞や雑誌の健康記事では説明しませんからね。ここでその点をできるだけやさしく説明してみましょう。しかし、この説明を理解するためには、DNAの構造をある程度知って頂かねばなりません」

Ｑ「DNAの構造なんて難しそうですね」

Ａ「ええ、難しいと思います。そのため、超簡単に、かつやさしく説明しましょう。ここからは難関に挑戦する人のためのコーナーです」

　図D-3にDNAの構造を模型図で表わしてあります。DNAはヌクレオチド〔図D-3（a）〕という1つのユニット構造の物質が横並びに鎖状に連なるもので、長いヒモ状の構造をしています〔図D-3（c）〕。1つのヌクレオチドは3つの部分から成り立ちます〔図D-3（a）〕。その一部分に遺伝子情報を担う、プリン体のような構造をした塩基があります。塩基にはアデニン（A）、グアニン（G）、チミン（T）、シトシン（C）の4種類があります（図D-3（b））。このA、G、T、Cの塩基がどのように連結するかが重要で、その連なり具合が遺伝情報を担うことになります。

Ｑ「DNAの塩基がAGCT……と連なるところで、1つの塩基が別の塩基に変われば、例えば2つ目のGがTに変わってATCT……となれば遺伝子が変わ

D章　抗がん作用が期待される食品　　81

[図D-3] DNAの構造

(a) DNAの基本構造
（ヌクレオチド）

(b) 4種類のヌクレオチド

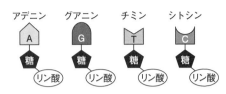

ヌクレオチドは塩基の違いで4種類ある

(c) DNAはヌクレオチドが横向きにヒモ状に連結したもの

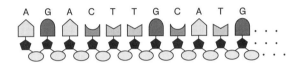

ることになるのですか？」

A「ええ、正確に言えば1つの塩基が変化すればそれは遺伝子変異となり、その遺伝子の働きが変わってしまいます」

Q「1つの塩基が変わるだけで遺伝子の働きが変わってしまうなんて！ それなら遺伝子変異が起こるということは大変なことですね」

A「ええ、次に発がん性のある化学物質や活性酸素がDNAにくっつけば、どうして塩基が別の塩基に変わってしまうのか、つまり遺伝子変異が起こるのかを説明しましょう。さらに難しいです。もう少し頑張れますか？」

　すべての細胞は常に分裂を続けています。細胞が分裂する場合、遺伝子は同じセットの遺伝子を複製し、2個に分かれた細胞に遺伝子が1セットずつおさまるようになります。この遺伝子の複製の際に遺伝子変異が起こるのです。

　発がん物質や活性酸素がDNAにくっつく場合、上述の塩基部分に結合します。例えば発がん物質がグアニン塩基（G）にくっつきますと、G塩基

の構造が少し変化してA塩基に似かよってきます。この時点では当然、くっつかれたG塩基は変化しておらず、Gのままです。遺伝子を複製する際は、同じ遺伝子が作られるはずです。しかし、発がん物質がくっつかれたG塩基はA塩基と見誤られて、その部位は複製すべき本来の塩基と異なる別の塩基の遺伝子が複製されるという事態が発生します。つまり、複製遺伝子のほうは変異した遺伝子になってしまうわけです。この変異はもはや発がん物質がなくともしっかり固定され、その後細胞の分裂が続いてゆく際、変異はそのまま存続してゆくことになります。

Q「ややこしいですが、まとめると次のようになりますね？ 発がん物質や活性酸素にくっつかれた遺伝子は、くっつかれた時に別の遺伝子に変化するのではなく、細胞が分裂する遺伝子複製の際に、見間違いで誤った遺伝子が複製される、これで遺伝子変異となるのですね」

A「うまくまとめてくれました。その通りです。しかも長いDNAの鎖のうちの1つの塩基の変異で遺伝子全体の働きが変わってしまうのです」

Q「次の質問ですが、DNA鎖の遺伝子の、たった1つの塩基の変異で、遺伝子の働きが変わってしまうということは不思議過ぎます」

A「1つの遺伝子は、図D-3のDNA鎖のヌクレオチドが100個、200個連続しています。このうちのたった1つのヌクレオチドの塩基が変異しても、その遺伝子の機能が変わるのですが、このことは珍しくありません」

Q「でもここでの遺伝子変異は正常細胞で1個のヌクレオチドの1塩基が変異してがん細胞になるという大事件ですから、遺伝子の機能が変化するどころではないのでは？」

A「鋭いところをつく質問です。本項(3)の質問の仕上げとしてこの点について説明しましょう」

　私達の体の細胞の総数は約60兆個です。この全細胞は一旦できあがると、そのままずっと増えも減りもしないのではなく、ゆっくり分裂して数が増

D章　抗がん作用が期待される食品　　83

え（増殖といいます）、古い細胞は消滅して新陳代謝しています。細胞の分裂・増殖を促すのは遺伝子の働きです。200以上の遺伝子が細胞の分裂・増殖に関与します。実は正常細胞の分裂・増殖に働く遺伝子は、医学的に『がん遺伝子』と呼ばれているのです。

Q「がん遺伝子なんて、変なネーミングじゃないですか！ 正常の細胞で、細胞の分裂・増殖に働いているまっとうな遺伝子なんでしょう？」

A「そうです。すべての細胞ががん細胞になる前から、つまり正常状態で持っていて、常に働いている遺伝子です」

Q「その遺伝子が、正常の細胞ががん細胞になることに関係するのですか？」

A「そうです。がん細胞に変化する原因となる遺伝子です。そのため、がん遺伝子と呼ばれるのです」

Q「それではがん遺伝子が活性酸素などにより、変異が引き起こされ、がん遺伝子の本来の働きが狂ったりするのですか？」

A「その通りです。それまで正常の細胞で、正常の分裂・増殖に関与していたがん遺伝子が変異して、その変異したがん遺伝子がとんでもない分裂・増殖シグナルを生み出すことになるのです。がん遺伝子の、わずか1個のヌクレオチドの塩基が変異するだけで、がん遺伝子の機能がとんでもなく変化するのです。そうなると、もはや細胞分裂の制御が効かなくなり、勝手にどんどん細胞分裂が進み、細胞が増え続けます。これががん細胞です」

　がん細胞は、元々の正常の細胞のがん遺伝子が変異して、本来のがん遺伝子の機能を逸脱する働きをするために生まれるのです。正常の細胞のがん遺伝子に変異を引き起こす、発がん物質や活性酸素のなせる悪業の結果、正常細胞ががん細胞になるのです。

　発がん物質の解毒に働く食品や、活性酸素の消去に働く抗酸化食品は、がん遺伝子の変異を阻止することにより、がん細胞の発生を抑えるのです。

（4）がん細胞の排除に働く免疫細胞はNK細胞だけ？

　免疫細胞は、B章のP. 41、42で説明しました。P. 77のD章（2）の**ｄ**では、発生したがん細胞の排除に働く免疫細胞にNK細胞だけが取り上げられました。がんに立ち向かう免疫細胞はNK細胞だけなのでしょうか？

Ｑ「発生したばかりのがん細胞を殺して、いわゆるがんが生じるのを防ぐ免疫細胞としてNK細胞が紹介されていましたが……」

Ａ「がん細胞を傷害して排除する免疫細胞は主に2種類あります。1つはNK細胞で、もう1つはTリンパ球（T細胞）のうちのキラーT細胞です」

Ｑ「2つのリンパ球の役割は違っているのですか？　各種健康記事ではNK細胞の力を高めることが免疫力を増強すると記載されています。また、本章の前半でもNK細胞のみ、取り上げられていますが？」

Ａ「ええ、2つの免疫細胞の働くステージが異なります。がん細胞が発生した時点ですぐにそれを排除すべく働く免疫細胞はNK細胞です。この時点ではキラーT細胞は戦闘モードに入っておらず、働けません」

Ｑ「それならキラーT細胞はどのようなステージで働くのですか？」

Ａ「既に述べたように、1日に約5000個のがん細胞が発生するも、そのほとんどはNK細胞により、消滅させられると考えられます。わずかにNK細胞の攻撃を逃れたがん細胞が分裂・増殖を続け、がん塊の形成に向かってゆきます。がんが一旦塊となり始めますと、もはやNK細胞の攻撃はがんに立ち向かえません。ここで主役になるのがTリンパ球のキラーT細胞です。キラーT細胞の働くステージはがんがある程度の大きさになった頃からと考えてください」

Ｑ「でもそのステージはキラーT細胞ががんに対して働き出しても、がんは消滅せずどんどん大きくなってゆくのではないですか？　キラーT細胞は本当にがんに対して働いているのですか？」

Ａ「いい質問です。がんは成長を続け、結局はがんで死ぬことになるのが実状です。そのため、長い間、がんに立ち向かうキラーT細胞なんて本当に

D章　抗がん作用が期待される食品　　85

存在するのか？　本当に働いているのか？　という大きな疑問が、がんの医療に携わる医師の間で持たれていました」

Q「長い間、疑問が持たれたという表現は、最近何か変化があったのですか？」

A「そうです。2010年代の後半になり、がんに対してキラーT細胞は実際に働いていること、新しい免疫療法でキラーT細胞の働きが強められ、がん塊の縮小が見られることが広く認められるようになってきたのです」

　新しい免疫療法は次のような手法となります。章末のコラムと共に、以下に説明します。キラーT細胞の攻撃対象となるのはがん塊を形成するがん細胞です。この場合、がん細胞はキラーT細胞の攻撃力を抑制するシグナルを出します。キラーT細胞は実際に存在しても、このシグナルによってがん細胞を攻撃できなくなります。そこで、この抑制シグナルが作動しないようにするため、別途作製した抗体でこの抑制シグナルをブロックしますと、キラーT細胞の働きが高まり、がん塊の縮小が引き起こされることになりました。抑制シグナルに対する抗体を使った治療、これが新しい免疫療法で、その効果は2015年頃より多くのがんの症例で認められるようになってきたのです。そしてこの成果は、2018年度のノーベル賞（医学・生理学）として認められることになりました。

　抗がん作用のある食品という場合の抗がん作用は、一般的にはがん細胞が発生する前と、発生直後のがん細胞に対する作用です。がんが成立して、がん塊が成長を始めますと、いかなる食材によっても、それだけでは抗がん作用を引き出すことは困難、というより現実的にはあり得ないことでしょう。食事によってがんの成長が左右されるほど、がんは甘くはありません。しかし新しい免疫療法が確立され、がんに対する効果が認められるようになった時は、抗がん作用のある食品が、がん塊に対する免疫療法を補完する役割を示すべく、がん塊の治療舞台に登場する可能性はあるかもしれません。

column

2010年代半ばから始まった、がん新免疫療法

　1990年代のがん免疫療法は、がん細胞の表面のがん蛋白質に対するワクチンを作り、これを注射してがんに対するキラーT細胞を活性化して、免疫を強める手法が主流でした。しかしこの免疫療法は、攻撃がある程度進むと免疫にブレーキがかかり、攻撃が抑制され効果が限定的な状態に留まっていました。これに対して、2010年を過ぎ、新しい免疫療法が登場しました。免疫を強めるというのではなく、がんに対する免疫にブレーキをかける仕組みをブロックして、がんに対する攻撃の抑制を回避するものです。

(a)
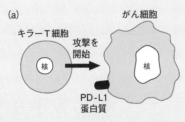

キラーT細胞は、一旦はがん細胞への攻撃を始める。がん細胞は元々、PD-L1蛋白質を細胞の表面に作ってあり、この蛋白質が、キラーT細胞に働きかけるようになる

(b)
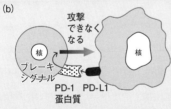

キラーT細胞の攻撃が始まると、キラーT細胞はPD-1蛋白質を細胞の表面に作り出す→がん細胞のPD-L1蛋白質が、キラーT細胞のPD-1を刺激する→PD-1から攻撃のブレーキシグナルが出て、キラーT細胞の攻撃がストップする

(c)
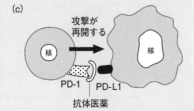

PD-1に対する抗体医薬で、PD-1とPD-L1の結合をブロックすると、ブレーキシグナルが消えて再びキラーT細胞の攻撃が始まる

D章　抗がん作用が期待される食品　　87

E ロコモ（骨粗鬆症、サルコペニア）の予防、改善に役立つ食品

ロコモティブシンドロームという言葉はまだ一般社会には定着しておらず、「何ですか？」という方が多いかもしれません。メタボリックシンドロームという言葉が世に出た当初、「これは何だ！」と思う方が多かったのですが、今ではすっかり「メタボ」として言い慣れ、聞き慣れるようになりました。同様に、ロコモティブシンドロームも、ロコモとして定着するのはそう遠い先ではないでしょう。

ロコモティブシンドロームを和文名でいうと、運動器症候群となります。運動器とは、「体を支え、運動を実施する器官」で、これには骨、関節、靭帯、筋肉などが含まれます（図E-1）。ロコモティブシンドローム（以下ロコモと略す）とは、それら運動器の障害で、「立つ」「歩く」「座る」といった運動機能が低下した状態です。ロコモになると、運動を必要とするメタボ・生活習慣病対策に取り組めなくなります。さらに、ロコモが進行すると移動の自由や自立した生活が損なわれ、健康寿命が短くなります。このため、メタボ・生活習慣病や認知症の対策と共に、ロコモ対策が重要な課題となってきました。

運動器のそれぞれの部位で生じる疾患を、図E-1に示しています。骨の障害が、骨粗鬆症、関節の障害で多いのが膝関節と脊椎の疾患、筋肉の障害がサルコペニアです。それぞれの病気

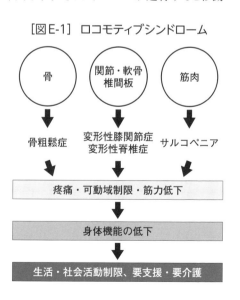

[図E-1] ロコモティブシンドローム

[図E-2] カルシウムの体内移行の調節

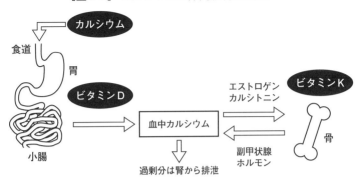

はロコモとしてまとめられていますが、その原因や対処法は、全く異なります。従って、それぞれの疾患別に原因、症状、食事を含む対処法を説明してゆきます。

(1) 骨粗鬆症

　骨粗鬆症とは、骨の組織が、鬆が入ったように、スカスカになった状態のことです。骨密度が低い、もっと平たく言えば骨が薄いということです。

　カルシウムは骨の構成に必要であるだけでなく、神経の情報伝達や筋肉の収縮に必須不可欠のミネラルです。体の中でカルシウムの大部分は骨に蓄えられており、一部血液中に存在します。神経や筋肉の働きに必要なカルシウムは血液中から供給されます。血液中のカルシウムが少なくなれば、骨から血液へカルシウムが補充されます。図E-2に示すように、カルシウムは食事で日々摂取して、腸から吸収されて血液中に入ります。それだけではなく、ホルモンなどの作用によって骨と血液の間を行き来して、血液中のカルシウムの濃度が保たれています。

ⓐ 骨粗鬆症の原因

Q「骨がスカスカになる、つまり骨のカルシウムが減るということは骨と血液の

E章 ロコモ（骨粗鬆症、サルコペニア）の予防、改善に役立つ食品　　89

間のカルシウムの出し入れのバランスが悪くなっている、例えば、骨から流出するカルシウムが増えているということですか？」

A「ええ、骨のカルシウムが減るのは、血液中から骨に入るカルシウムが減るか、または骨から血液中へ流出するカルシウム量が多いためです」

Q「その原因は？」

A「主な原因は表E-1に挙げています。まず、腸から吸収するカルシウム量が長期に低下すると、血中のカルシウムの濃度が低下し、骨から血液中へのカルシウムの流れが増え続け、骨のカルシウムが減ります」

Q「骨粗鬆症は女性に多いようですが、骨粗鬆症と女性ホルモンは関係があるのですか？」

A「ええ、骨のカルシウムバランスで女性ホルモン（エストロゲン）が一番重要な因子になります。エストロゲンは、カルシウムが骨に流入するように働いているのです。また、もう1つの骨形成に働くホルモンであるカルシトニン（図E-2）はエストロゲンによって分泌が促進されます。女性は閉経少し前からエストロゲンの減少が始まります。従って年齢と共に、とりわけ閉経後に骨のカルシウムが減ってゆきます」

Q「副甲状腺ホルモンが過剰になっても、骨からカルシウムの流出が多くなり骨がスカスカになるのですか？」

A「そうです。副甲状腺機能亢進症の場合ですが、これは稀な病気ですし、骨粗鬆症の前にもっと他の重要な症状が現れ、それに対応すべく治療を受けることになります」

カルシウムが骨に蓄えられるのにはエストロゲンが必要ですが、エストロゲンの分泌は閉経と共に急激に低下します。そのため、骨粗鬆症は閉経後に急速に進みます。ところ

[表E-1] 骨のカルシウム低下の主な原因
① 腸からカルシウムの吸収不足
② 血液から骨へのカルシウム流入の低下 ［女性ホルモン（エストロゲン）の減少等］
③ 骨から血液へのカルシウム流出の増加 （副甲状腺ホルモンの過剰等）

が実際にはエストロゲンの分泌は、40歳頃から低下し始めるため、骨粗鬆症は40歳頃から始まります。しかし、エストロゲンの減少だけで骨粗鬆症が説明されるのではなく、骨粗鬆症は男性にも起こります。エストロゲン以外の原因として、喫煙、飲酒、運動習慣の欠如などが考えられます。

ⓑ 骨粗鬆症の症状

Ｑ「骨粗鬆症が進むとどのような症状が出てきますか？」

Ａ「かつては、年老いて背中や腰が曲がって背が縮むのは、老化現象と思われていました。しかし実は、これが骨粗鬆症の症状の1つなのです」

Ｑ「背骨の骨粗鬆症なのですね？」

Ａ「そうです。背骨がスカスカになり、徐々につぶれてゆくために、そうなるのです。やがて『腰が痛い』『胸が圧迫されて苦しい』『おなかが圧迫されて食べられない』などの症状が出ます」

骨粗鬆症で最も恐ろしいのは骨折です。骨がもろいため、日常生活のささいな動作で骨折を引き起こします。骨折しやすい場所は、背骨、足の付け根（大腿骨骨頭）、手首です。高齢の女性で背骨が痛い、または腰痛が続くという場合に、背骨のレントゲン写真をとってみて、背骨がつぶれているのが見つかることが時々あります。背骨の圧迫骨折です。

骨折は休のどの部位にでも起こりますが、最も怖いのは大腿骨骨頭部（脚の付け根）で起こることです。大腿骨骨頭骨折は、高齢で起こると、寝たきりにつながることが多いからです。これは大変なことです。

骨折を起こしてから、骨の状態を調べて骨粗鬆症がわかっても、もう手遅れです。女性は40歳を過ぎたら、骨の状態（骨密度）を調べ始めるべきです。診断はごく簡単な低価格の検査で行えます。骨粗鬆症になっていなくとも、骨密度が平均より低下していれば対策を考えるほうがよいでしょう。

E章 ロコモ（骨粗鬆症、サルコペニア）の予防、改善に役立つ食品 　91

● 骨粗鬆症を予防する、及び骨密度を上げる食品

　骨粗鬆症になって骨がスカスカになってしまえば、元の健常な骨に戻すのは非常に困難です。食事の努力だけではまず不可能で、服薬治療でもなかなか元通りになりません。そのため、骨粗鬆症は予防が重要です。40歳を過ぎれば、特に女性は年1回骨密度検査を受け、骨密度の軽度の低下を検出し、その時点で対策を考えるべきです。この時点での対策は、まずは食事面の努力が中心となります。

Ｑ「骨のカルシウムが減っているのですから、カルシウムをたくさん含む食品を摂ればよいのでしょうか？」

Ａ「ええ、それは間違いではありませんが、とてもそれで十分とはいえません。カルシウムを充分摂るということはほんの一面の対策です。骨粗鬆症を予防するには、もっと多くのことを考えねばなりません。それなりの知識を持って頂く必要があります」

Ｑ「どのような知識が必要なのですか？」

Ａ「まず図E-2に戻ってください。食品に含まれるカルシウムは小腸から吸収されます。食品に充分量のカルシウムがあっても、腸から吸収するのが不充分であれば便に出してしまって血中にカルシウムが入ってきません。腸からカルシウムを吸収するにはビタミンDが必要で、カルシウムと共にビタミンDを多く含む食品を併せて摂ることが大切です」

Ｑ「なるほど、わかりました。その他にはありませんか？」

Ａ「もう一点あります。血中にカルシウムが入っても、そのカルシウムが骨に流れ込んで沈着してくれなければ意味がありません。この点を助ける因子があります。それはビタミンKです」

Ｑ「ビタミンKを含む食品も必要なのですか？」

Ａ「そうです。カルシウム、ビタミンD、ビタミンKの3つが重要です。このトリオのそれぞれを多く含む食品を図E-3に示してあります」

[図E-3] 骨を丈夫にするトリオとその食品

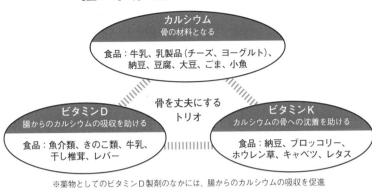

※薬物としてのビタミンD製剤のなかには、腸からのカルシウムの吸収を促進するのみならず、カルシウムの骨への沈着促進作用を有するものもある

　カルシウムは骨の重要成分ですから、原料としてのカルシウムを食事で充分摂る必要があることは誰でも知っています（カルシウムの多い食品は図E-3上）。でも原料のカルシウムをたくさん摂っても、それが骨に沈着しなければ意味がありません。まず、食品のカルシウムを小腸から吸収することが第1の関門で、この吸収を促進させるのがビタミンDです。

　ビタミンDの多い食品は図E-3下左に示してあります。とりわけ、サケ、イワシ、しらす干しなどの魚介類と、きのこ類などに多いようです。

　次に血中に取り込まれたカルシウムが骨に沈着するステップが第2の関門です。ビタミンKは骨の蛋白質に働いて、カルシウムの骨への沈着を促進します。ビタミンKの多い食品は、図E-3下右にあるような野菜や納豆です。従って、原料のカルシウムだけでなく、カルシウムの骨への移行における第1、第2の関門に働くビタミンDとビタミンKの3つが重要となるのです。

Q「一般に生活習慣病の予防や改善は、"食事と共に運動"がまず勧められます。骨粗鬆症の場合、運動はどうですか？」

A「運動は骨粗鬆症の予防・改善に効果があります。運動すれば骨が刺激され、骨へのカルシウムの移行が高まります」

Q「他に日々の生活上で気をつけることはありませんか？」

A「ビタミンDは食事で摂り入れる以外に自分の体の中で作れます。日光に当たると日光の紫外線でビタミンDが体の中で、ある程度は自然に作られます。従って戸外で陽に当たりながらの運動がよいのです」

Q「体がビタミンDの不足になるような状況はあるのでしょうか？」

A「魚の摂取離れ、過度のダイエット、極端な紫外線予防、運動不足などから、最近の日本人の多くはビタミンDの不足・欠乏レベルにあるという調査報告があります」

　骨粗鬆症の治療の第1ステップで最も簡単な薬はビタミンD製剤です。活性型ビタミンDとして処方されます。ビタミンD製剤の中には、ビタミンD本来の作用に加えて、カルシウムの骨への沈着促進作用を持つものもあります。骨密度の低下がある程度進んでいれば、食品摂取努力のみならず、この簡単な薬の服用がよいでしょう。

　なお、ビタミンDは古くより、骨を丈夫にするために必要なビタミンと言われてきました。ところが最近になり、ビタミンDは骨の健康に対してだけでなく、加齢に伴って起こってくるさまざまな病気、生活習慣病（動脈硬化）、がん、認知症の予防に働くビタミンであることがわかってきました。まさに抗加齢ビタミンです。大変重要なことですので、ビタミンDの全体的な健康効果について、章末のコラムでまとめています。

　ビタミンKは食品から補充するのが一般的です。血中から骨へのカルシウム沈着を促進する骨粗鬆症薬は、活性型ビタミンD製剤ではなく、より強力な治療薬があります。骨粗鬆症が相当進行していればこの治療薬を服用することが必要となります。

Q「カルシウムも薬があるのですか？」

A「カルシウム製剤がありますが、今の日本人の食生活では一般に食品のカルシウムで充分だと思われます」

Q「牛乳や乳製品、それに大豆食品や骨ごと食べられる小魚を摂取すれば充分量のカルシウムを摂り入れていることになりますか？」

A「ええ、それで充分だと思います。牛乳や乳製品を摂れない人の場合は、カルシウム製剤を服用すればよいでしょう。それよりも、カルシウム摂取で注意することがあり、それを述べておきます」

　エストロゲン分泌が低下してくる更年期以降の女性では、血中のコレステロールが高くなる人がいます。血液中のコレステロールレベルはエストロゲンによって高くなるのが抑えられており、エストロゲンの減少によってその抑制作用がなくなってゆくからです。従って、更年期以降の女性では、エストロゲン不足のため、骨粗鬆症と高コレステロール血症が同時に起こることがしばしば見られます。骨粗鬆症を予防するため、カルシウムを豊富に含む食品（牛乳、乳製品、小魚）を充分摂ろうとすると、これらの食品にはコレステロールもたくさん含まれます。従って、コレステロールが高値で、かつ骨減少症〜骨粗鬆症の女性の食事療法にはジレンマが生じます。

　かかりつけの医師に、その人の体の状態を総合的に考慮してもらい、指導を受ける必要があります。どちらの食事療法を優先させるかについて悩ましいことが起こります。場合によっては、牛乳や乳製品を制限せずにカルシウム摂取を優先させ、コレステロール対策には、コレステロール降下薬を服用する必要が生じることもあります。

骨粗鬆症についての高度の知識（上級編）

　骨粗鬆症という難しい病名は知らなくとも、高齢になると骨がスカスカになって骨折しやすいということは、ほとんどの方が知っておられます。骨粗鬆症は、骨折リスクを高める以外に、脳・心血管系の疾患リスクを高めることが最近わかってきました。従って、骨粗鬆症は単なる整形外科の病気ではなく、重大な内科疾患を引き起こす全身性疾患なのです。この点はまだ世の中に広く認識されていませんが、今後問題になってゆくと思われま

E章　ロコモ（骨粗鬆症、サルコペニア）の予防、改善に役立つ食品　　95

すので、骨粗鬆症の高度の知識としてここで説明します。

Ｑ「脳・心血管系の病気とは、脳梗塞や心筋梗塞のことですか？ これら2つの病気は、生活習慣病の管理が悪く、血管に起こってくる動脈硬化がひどくなって血管が詰まることが原因と聞いていますが」

Ａ「その通りです。ここで新たに問題とする点は、生活習慣病が引き起こす動脈硬化を、骨粗鬆症が促進させ悪化させるということです」

Ｑ「骨の病気が、全身の血管の病気につながるのですか？ 骨という硬い組織と、血管という柔らかい組織の関係……、何となくピンときません」

Ａ「そうでしょうね。ところが密接に関係しているのです。実はカルシウムの体内の移動によって、骨が弱くなることと、血管が悪くなることがつながって起こるのです」

　体の中のカルシウムの99％は骨に蓄えられています。骨ではカルシウムはリンと結合して存在しています。高齢で骨粗鬆症になるということは、図E-2の骨と血中のカルシウムのバランスが崩れて、骨から血中にカルシウムが流出していることを意味します。ここからは図E-4を見ながら次の文章を読んでください。骨から血中へカルシウムが流出する時、骨でカルシウムと結合しているリンもカルシウムと一緒に血中へ流出します。骨から血中に流出した大量のカルシウムとリンは、動脈硬化性変化を起こしている血管壁に沈着し、まずカルシウムによる石灰化を引き起こし、血管壁を硬くします。またリンは血管壁の細胞を障害し、動脈硬化を進行させるように働きます。複雑な機序は省略して、骨から血中へ流れるカルシウムとリンによって血管の動脈硬化が一層悪化すると理解してください。さらに、過剰のリンは腎臓から排泄されますが、その際腎臓にも障害を引き起こして、腎機能が低下します。

Ｑ「骨粗鬆症は高齢女性の単純な骨の病気と理解していましたが、実際は全

[図E-4] 骨粗鬆症に伴う要介護リスクの増大と生命予後悪化の機序

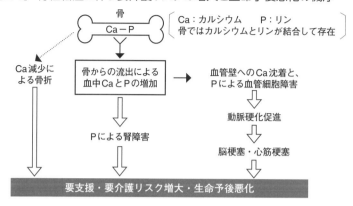

　身的な、重大な病気なのですね」
🅐「そうです。図E-4にまとめていますが、動脈硬化による血管閉塞性疾患（脳梗塞や心筋梗塞）と腎臓病を進行させる大変な病気なのです」
🅠「軽々に考えずに、病態をよく理解して、しっかり対策を講じる必要がありますね」
🅐「そうです。特に女性は40歳を過ぎれば対策を考えましょう。いや、40歳といわず、30歳代から食事での努力、つまり図E-3の骨を丈夫にする食品トリオの摂取と運動を意識してゆくことが肝要です」

(2) サルコペニア

　「サルコペニア」は、今世紀に入り、とりわけ2010年頃から医学会で盛んに取り上げられるようになった疾病です。一般の人にはロコモ同様にまだなじみが浅く、「サルコペニアって、一体どんな病気ですか？」という疑問を持たれる人が多いと思われます。

🅠「改めての質問ですが、サルコペニアとはどのような病気ですか？」
🅐「言葉自体を直接的に説明すれば、『サルコペニア』の『サルコ』は筋肉、『ペ

ニア』は少ないという意味で、サルコペニアは『筋肉が減った状態』ということになります」

Q「筋肉が減って少なくなれば筋力が低下しますね？」

A「ええ、そうなります。筋肉量が減少し、筋力が低下し、そのため身体機能の低下が起こっている状態がサルコペニアということになります」

Q「それで、なぜ最近サルコペニアという疾病状態がクローズアップされるようになったのですか？」

A「近年、日本人の平均寿命が延びていますが、健康で寿命が延びているかといえば、必ずしもそうではありません。健康寿命は平均の実寿命より約10歳短く、その差の10年間にさまざまな病気が発症して、健康が損なわれているのです」

Q「さまざまな病気は、がんや、生活習慣病の終着点としての脳卒中・心筋梗塞などですね。あ、それから認知症も含まれるのですね？」

A「そうです。それに加えて2000年に入る前はあまり認識されていなかった病気があります。それがロコモティブシンドローム（ロコモ）で、サルコペニアはロコモ群の1つの病気です。一言で言うと、サルコペニアは高齢者における筋力低下、それに基づく、要介護につながりかねない身体機能の低下状態です」

　サルコペニアによる筋力低下と身体機能の低下は、すぐに命に直結する、つまり生命を脅かすものではありません。しかし高齢者の病的な筋力低下は、高齢者のQOLを損ね、要支援、要介護に直結してゆきます。介護保険の破綻を防ぐという社会的ニーズと、高齢者の身体機能の保持による健康寿命の延長を企図する上から、急にクローズアップされるようになったのです。

❷サルコペニアの原因

Q「年をとると筋力が低下するのは当たり前という気もしますが」

A「人は誰でも40歳頃から筋肉量が減少してゆきますので、高齢者で筋力が

98　　第1部　健康増進のために積極的な摂取が望まれる食品

ある程度低下するのは仕方がないでしょう。しかし、平均より筋肉の減少程度が高度で、身体機能に障害が出てくると、それはもう仕方がないでは済まされません。その病的状態がサルコペニアです」

Q「ところでサルコペニアの原因はわかっているのですか？」

A「寝たきりで運動しないため筋肉が衰える、つまり廃用萎縮による筋肉減少と筋力低下によるサルコペニアは以前からありました。これは、原因がよくわかっています。一方、明らかな、特別な原因がなく、加齢と共に何となく起こってくるのが加齢性サルコペニアで、これが現在問題となってきたサルコペニアです」

Q「何となく起こってくる加齢性サルコペニアにも原因がありますか？」

A「筋肉量の減少は、筋肉という蛋白質を合成する反応が低下することと、筋肉蛋白質の分解が亢進することによります」

　サルコペニアの原因と考えられることを少し述べておきます。筋肉は蛋白質からできていますので、常に蛋白質を補給しなければ筋肉を維持できません。ところが高齢になってゆくにつれ、蛋白質源としての肉の食べる量が減るなど、一般に良質の蛋白質摂取量が低下します。すると、筋肉合成の原料不足のため筋肉量は減少することになります。また、適度な運動は筋肉の蛋白質合成を刺激しますが、年齢と共に運動量が減るため、筋肉蛋白質の合成が低下してゆきます。さらに年齢と共に活性酸素が溜まりやすくなり、筋細胞が傷害されて筋肉蛋白質の分解が亢進してゆきます。これらの複合的な原因により、加齢性サルコペニアが起こると考えられます。

❺サルコペニアの症状

　サルコペニアは歩行速度や握力（物を握る力）によっておおよそは自分でわかります。歩行速度、例えば青信号の間に横断歩道を渡りきれるか、握力としてはペットボトルのキャップが開けられるかなどで、何となくわかります。歩行速度と握力が問題なければサルコペニアではないと言えます。配偶者、

または子供から"充分速く歩けているよ"と言われ、かつ手を握り合う力が弱いと言われなければ、大体のところは大丈夫と考えてよいでしょう。その点で、"少し問題かもね"と言われれば、病院で握力テストや筋肉測定をしてもらう必要があります。しかし、2010年から急にクローズアップされるようになってきた病態ですので、まだ日本のサルコペニアに対する診療体制は整っていないのが現状です。筋肉量の測定もどこの病院でもできるわけではありません。専門の医療機関で、そのための装置を使って測定されるものです。これから対応可能病院は増えてゆくでしょう。

◉サルコペニアの対処

Ｑ「サルコペニアは治療できるのですか？」

Ａ「治すというよりも筋肉量や筋力を改善することは充分可能です」

Ｑ「食事と運動で改善できそうですね」

Ａ「その通りです。しかし、食事の摂り方と運動の内容が重要です。メタボリックシンドロームの対策としての食事と運動努力とは少し異なります」

　食事で蛋白質を摂って、その蛋白質がそのまま筋肉になるのではありません。蛋白質を摂って、それを胃腸でアミノ酸に消化分解した後、アミノ酸を吸収して、そのアミノ酸を使って筋肉で筋肉蛋白質を合成します。アミノ酸には20種類あります。筋肉蛋白質を作るのには3つの重要なアミノ酸があり、そのうち最も重要なのは「ロイシン」というアミノ酸です。

Ｑ「3つの重要なアミノ酸、とりわけロイシンを充分摂取することが大切なのですね？」

Ａ「そうです。ただ単に、脂肪や糖質よりも蛋白質を充分摂りましょうでは不充分です」

Ｑ「筋肉蛋白質作りに必要なロイシンなどの重要アミノ酸を含む食品はどのようなものですか？」

100　　**第1部**　健康増進のために積極的な摂取が望まれる食品

Ａ「特別な食品ではありません。肉（牛肉、鶏肉）や魚（マグロ等）などの動物性蛋白質、それに牛乳、チーズ、納豆などに多く含まれています」

Ｑ「本当に筋肉量が改善しますか？」

Ａ「ええ、筋肉の量、質共に改善することが報告されています」

　筋肉蛋白質の改善を図るには、蛋白質の摂取に加え、運動による筋刺激が必要であることも認められています。但しこの場合、運動の質も要求されます。メタボの改善の運動はウォーキングなどの有酸素運動で十分ですが、サルコペニアの予防・治療の運動は、ジムでマシンを使って筋肉を鍛えるレジスタンス運動を組み入れる必要があります。

(3) 変形性膝関節症

　骨ではなく、関節の軟骨がすり減ったり、骨が変形したりして障害が起こるのが、ロコモ群の第3の病気（図E-1）です。最も代表的な病気は膝関節に起こる変形性膝関節症です。病名は一見難しそうですが、膝の痛みを訴える人のうちの最も普遍的な病気です。2000万人以上の人に起こっており、特に高齢の女性に多く見られます。

　一般に骨と骨が交接する関節では、骨の先端（交接面）が軟骨となっ

[図E-5]　変形性膝関節症における膝関節の傷害

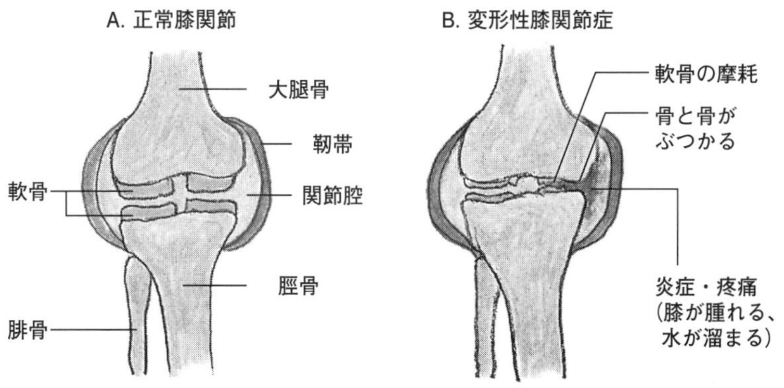

A. 正常膝関節

- 大腿骨
- 靭帯
- 関節腔
- 軟骨
- 脛骨
- 腓骨

B. 変形性膝関節症

- 軟骨の摩耗
- 骨と骨がぶつかる
- 炎症・疼痛（膝が腫れる、水が溜まる）

ていて、軟骨がクッションの役目を果たしています（図E-5左）。これで骨と骨が直接ぶち当たっても、痛みが出ない仕組みになっているのです。膝の関節では太ももの骨とすねの骨が交接しますが、体重の数倍の荷重がかかるので、誰でも歳と共に膝関節の軟骨は摩耗してゆきます。軟骨がクッションの役目を果たせないほどすり減ると（図E-5右）、炎症による膝関節の痛みや変形が生じます。これが変形性膝関節症です。

ⓐ変形性膝関節症の原因と症状

Ｑ「変形性膝関節症の原因は何ですか？」

Ａ「いろいろな原因が絡み合って起こります。加齢、肥満、脚の筋肉の衰え、O脚変形、ヒールの高い靴、膝の負担の大きい過度のスポーツなどです」

Ｑ「女性に多いようですね？」

Ａ「ええ、女性は男性に比べ、膝を支える筋力が弱いため、膝関節の負担が大きくなること、またO脚が多いことや、ヒールの高い靴をはく習慣で、膝への負担が男性より大きくなることが原因となります」

　さらに中年以後、女性ホルモンの減少は骨密度の低下をきたし、骨が弱くなるため、膝関節の変形を進行させやすくなります。このように種々の要因の絡み合いを考えると、日頃運動をせず、脚の筋肉が衰えている肥満女性は、中年以後、要注意です。

Ｑ「膝痛の症状に特徴がありますか？」

Ａ「怪我と違いますので、いつからかはっきりしないうちに膝痛が出て、ゆっくり始まり、徐々に進行してゆきます」

Ｑ「初期の症状は軽いのですよね？」

Ａ「初期には動作の初めに痛みが出ることが特徴です。起床時の歩き始めや、椅子から立ち上がった時に、膝のこわばり、違和感または軽い痛みを感じます。この痛みは長くは続かず、しばらく休むと消えます」

Q「進行しますと？」

A「進行すると、歩行時に痛みが強くなり、かつ、持続します。階段の上り下り、特に下りがつらくなり、日常生活にも支障をきたすようになります。さらに進行すると、安静時にも痛みが出ます」

❺ 変形性膝関節症の対処

　軟骨が摩耗する病気の改善は非常に困難です。痛みを我慢して長い年月放置すると、すり減ってしまった軟骨は元に戻らず、そうなれば簡単に症状は改善しません。最も重要な対処は、日常生活の注意と運動です。肥満の是正やヒールの高い靴をやめるなど、自分の努力で対処することが第一です。初期に自分で気付き、正しく診断してもらい、適切な運動療法（図E-6）を続ければ、治せる、または、相当程度に症状を緩和させうる例が多いようです。

　骨粗鬆症で骨密度を、サルコペニアで筋肉量を改善させることは、適切な食品摂取や薬物治療である程度可能です。一方、軟骨疾患で、すり減った軟骨を改善させることは困難です。新聞や雑誌には、グルコサミンやヒアルロン酸、コンドロイチン等の軟骨成分の健康食品（サプリメント）の広告が満ちています。しかし、これら経口サプリメントの摂取で軟骨量が改善するという実証はありません。ましていわんや日常的食品の摂取ではまず無理でしょう。

　治療には消炎鎮痛剤の内服や、ヒアルロン酸製剤の関節内投与があります。軟骨がすり減ってしまえば、最終手段として人工関節置換となります。

(4) 変形性脊椎症

　体幹を支える脊椎は、頸椎、胸椎、腰椎から仙骨・尾骨にかけて、合計24個の椎骨が上下に連なって1本の柱（脊柱、または背骨）となっています。脊椎は元来四足歩行の動物に適した構造です。人類が二足歩行になって脊柱を垂直にして生活するようになったため、脊柱に四足歩行の

E章　ロコモ（骨粗鬆症、サルコペニア）の予防、改善に役立つ食品　　103

[図E-6] ロコモ対策体操

①下肢筋力強化体操

椅子につかまったまま、立つ、しゃがむ動作を繰り返し行う（腰痛にも膝痛にもよい）

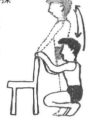

②膝痛に対する体操

片足ずつ、足を床の上で前後にゆっくりスライドさせる。1セット20往復で朝晩3セット行う

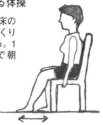

③腰痛に対する体操
両膝をかかえて胸に近づける、または腕枕をして片膝を胸に近づける姿勢を10秒続ける。
朝晩、5〜10回くらい行う

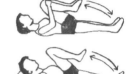

時にはなかった負担がかかり、腰椎や頸椎の変形による変形性脊椎症や、椎間板ヘルニア等の障害が現われるのです。最も頻度の高い症状は腰痛で、腰椎の変性による変形や、椎間板ヘルニアが原因となります。

Q「腰痛をきたす病気で腰部脊柱管狭窄症という病名をよく見聞きしますが？」

A「各椎骨の中心部には丸い隙間がありますが、この丸い隙間が上下につながり1本の管腔を形成します。これが脊柱管で、ここを脊髄（神経）が通っています」

Q「脊柱管が狭くなると脊髄が圧迫されて、腰痛が出るのですね？」

A「そうです。腰椎、つまり腰部椎骨が変形（加齢による変性）したり（変形性脊椎症）、腰椎と腰椎の間の椎間板が、慢性的に後方へ飛び出すヘルニアを起こして脊髄を圧迫するのが原因です」

　腰痛の原因は脊柱管狭窄症によって脊髄が圧迫されるだけではありません。腰椎が変形してちびれた骨端が、脊髄ではなく、脊髄から分岐した神経を圧迫して軽い腰痛症が出ることも多々あります。

頸椎にも同じような病的変化が起こりますが、頸椎の場合は、症状は首や肩から上肢に出ます。痛みやしびれ、指先の細かい運動がしにくい等、さまざまな訴えがあります。

変形性脊椎症では、まず日常生活の対処と運動療法が重要です。長時間にわたりデスクワークを続けたり、同一姿勢を取り続けたりすることを避けましょう。常に重い物を運んだり担いだりする仕事が長年続くと、いずれ腰の病気が起こってくるのは止むを得ません。加齢による骨の老化が原因となる変形性脊椎症では、残念ながら食事による予防や症状の改善は望めないようです。歩行などの全身運動や、体操が一番効果があります（図E-6）。自分の努力と鎮痛剤で腰痛や下肢症状が改善しなければ、手術を検討せざるを得ません。

column

最近注目されるようになったビタミンDの健康効果

ビタミンは、A、B、C、D、Eをはじめとして、10以上もの種類があります。ビタミンBにはB1、B2、B6、B12などがあり、B1はアリナミンとして疲労回復に、またB12はメチコバールとして神経症状改善のために、医薬品としてよく処方されています。

また、ビタミンCは認識度の高いビタミンで、そのさまざまな健康効果はP.22の表A-4に載せています。

一方、ビタミンDはこれまで影の薄いビタミンでした。昔から子供はビタミンDが欠乏すると、骨が曲がってしまう、いわゆるくる病や骨軟化症で丈夫な骨ができないという知識はよく知られています。

一般にビタミンは体内では合成できず、必ず食品として摂取しなければならない栄養素です。ところが1つだけ例外があり、それがビ

タミンDです。日光に当たると、紫外線により、皮膚で別の物質からビタミンDが合成されるのです。実際、体内のビタミンDの80〜90%は皮膚で作られるようです。従って、戸外へ出ない生活を送ったり、日照時間の少ない地域の人がビタミンDの含有量の少ない食事を続けていると、ビタミンD欠乏になります。

さて、ビタミンDについては、その隠れた働きが、今ベールを脱ぎ始め、いくつもの重要な健康効果がわかってきました。そこでビタミンDの注目されている作用をまとめておきます。

① 骨の健康維持：これは従来より、ビタミンDの最もよく知られた健康効果で本書でも述べている通りです。

② 動脈硬化の予防：ビタミンDの濃度が高いほど、動脈硬化の進行が抑制されることが報告されています。

③ がんの発症を予防：がん細胞の増殖を抑制するため、大腸がんなど、がんの発症率が低下すると報告されています。

④ 認知症の発症リスクを低減：ビタミンDの血中濃度が低いほど、認知症の発症リスクが高くなることが報告されています。

⑤ 風邪やインフルエンザの予防効果：ビタミンDの血中濃度が低いとインフルエンザに罹りやすくなること、ビタミンDの補給で風邪やインフルエンザの感染リスクが低減されることが報告されています。

いろいろなビタミンの生理作用の研究の中で、最近ビタミンDの多彩な健康効果を示す研究報告が著増しています。その健康効果については上述の如く、生活習慣病の基になる動脈硬化、がん、認知症、ロコモ疾患などの発症リスクを低減することが示されており、まさにビタミンDは抗加齢健康ビタミンとなってきています。

F 脳の活性化、認知症の予防、改善に寄与する食品

　戦後日本人の平均寿命は延伸し、高齢者人口が増加の一途をたどっています。その結果、加齢が最大のリスクとなる認知症が増え続け、2012年で460万人、2030年には600〜700万人になると推定されています。

　認知症には原因別に主に2つのタイプがあります。まず、脳梗塞などの脳血管障害が原因となり、認知機能に障害が出てくる認知症です。もう1つはさしたる病気もなく健康に過ごしてきた人に、いつとはなく認知機能障害が現われ、着実に進行してゆく認知症で、いわゆるアルツハイマー病です。一般に認知症として心配されるタイプは、後者のアルツハイマー病です。前者は脳梗塞などの脳血管障害に基づき発症しますので、このタイプの認知症の予防は、脳梗塞につながる高血圧症、糖尿病、高脂血症などの生活習慣病の日常的予防や適切な管理によることは言うまでもありません。

　さて、問題はアルツハイマー病です。アルツハイマー型認知症の根本的な病因は不明で、現時点では確実な予防や治せる薬はありません。しかし根本的には治せなくとも、認知症をできるだけ早く発見し、早期に対策や治療を始めれば、認知症への進行を遅らせたり、認知症を回復させたりできる可能性があります。一旦はっきりした認知症に進行してしまうと回復は困難ですので、日頃から認知症の予防によいとされる対策が最も大切になります。この対策には、運動、知的活動と食生活が、つまり、食事面での努力が含まれます。そこで本章では認知症予防のための食生活をまとめてみましょう。

認知症の原因・症状・食生活の注意についての基本的な知識（一般向）

(1) アルツハイマー型認知症の原因と初期症状

　アルツハイマー型認知症（以下認知症と略します）予防のための食生活の注意の前に、原因と自分や家族で気付くべき初期症状を述べておきます。

ⓐ 認知症の原因

Q「認知症は、健康な人に特別な病気がなく、いつからとはなく現れるとは怖いことですね。脳にどのような病的変化が起こるのかわかっているのですか？」

A「β（ベータ）アミロイドという蛋白質が大脳に溜まってゆき、シミのようなものが生じます。これが老人斑と呼ばれる初期の脳の変化です」

Q「老人斑というシミができることが認知症の原因ですか？」

A「それが原因とは言い切れないようです。10年くらいかかって大脳全体に老人斑ができてゆきますが、それでもその時点で認知症の症状は出ません。ですから、老人斑は認知症の直接の原因にはなりません」

Q「では老人斑と認知症の因果関係は？」

A「老人斑ができ始めて10年ほど経つと、それが刺激となって、次に"タウ"という蛋白質が神経細胞の中に溜まり始め、神経細胞に障害が出ます。ここから症状が出始めます」

　βアミロイドもタウも、いわば蛋白質のゴミで、このゴミが脳に溜まって神経細胞を死滅させ、徐々に脳が萎縮して認知症になってゆきます。このように脳の病変がわかっていますが、なぜ、βアミロイドやタウ蛋白質というゴミが脳に溜まるのか、つまり根本原因は不明です。

ⓑ 認知症の初期症状

　早期の認知機能の障害の中でも、真っ先に現れるのが記憶力の低下です。いわゆる物忘れです。つまり認知症の症状は物忘れから始まることが多く、徐々に注意力や計画力など、ほかの認知機能の低下が出てきます。物忘れは自分で気付きますので、多くなると非常に気になります。

Q「物忘れが多くなると認知症が始まっていることになるのでしょうか？」

A「いいえ。物忘れだけではまだ何とも言えません。物忘れだけ取り上げても、

108　第1部　健康増進のために積極的な摂取が望まれる食品

物忘れには心配のない物忘れと、要注意の物忘れがあります」

Ⓠ「心配のない物忘れとは？」

Ⓐ「例えばテレビに映った俳優の名前が思い出せない、文章を書いていて、漢字一文字が思い出せない、などです」

Ⓠ「では要注意の物忘れとは？」

Ⓐ「要注意の物忘れは、1～2日前に体験したことを思い出せなかったり、忘れたりしてしまうことです。例えば、昨晩は誰とどこで何を食べたかというような1つの出来事（エピソード）を、忘れて思い出せないことです。これをエピソード記憶の障害といいます。また、昨日確認し合ったことを（本人は忘れているので）、何度も尋ねることなどです」

　心配のいらない物忘れは、多かれ少なかれ誰にでもあることです。これは病気、つまり認知症の始まりではありません。認知症では、まず近々のエピソード記憶の障害が見られます。初めのうちは過去の記憶はしっかり残っています。また、記憶力以外の認知機能（注意力、計画力、判断力）に大きな障害がなく、正常に日常生活を営めます。このような軽度認知障害の状態を診断し、適切に対処することが非常に重要です。このステージでの軽い障害なら、次から述べる食事を含めた日常生活の努力によって、認知症を回復させたり進行を遅らせたりすることができるからです。

(2) 認知症予防に役立つ栄養素を含む食品

　認知症と栄養素の関わりについては、何千という、実に多数の研究論文が発表されてきました。残念ながら、何らかの栄養素により認知症の予防が確認された、または一旦発症した認知症が回復したという報告はありません。しかし、認知症予防と栄養素の関連について、何ら有益な情報がないかというと決してそうでもありません。栄養素の摂取状況によって、認知症の発症率に差が現われることを観察した研究が多数見られるのも実状です。

F章　脳の活性化、認知症の予防、改善に寄与する食品　　109

[表F-1] 認知機能の保持によいとされる栄養素を含む食品

栄養素	食品	作用
❶ 抗酸化物質		
①抗酸化ビタミン	ビタミンC、E含有食品	活性酸素による神経細胞の障害を減弱する
②各種ポリフェノール	A章の表A-2に列記される食品特に生姜やウコン（クルクミン）、オリーブオイル（オレオカンタール）	
③メラトニン	くるみ	
❷ 抗酸化作用を介さないビタミン		活性酸素を生み出すホモシステインを減らす
ビタミンB₆、B₁₂、葉酸	ホウレン草、ブロッコリー、アスパラガス等	
❸ オメガ3系、6系脂肪酸		脳機能維持・神経細胞保護に働く
3系：DHA	青魚	
6系：アラキドン酸	肉、卵	

　それぞれの観察研究で、認知症の予防に有益と考えてよいものは、表F-1に示すように、❶抗酸化物質、❷ビタミン類、❸オメガ脂肪酸の3つのグループの栄養素です。なお、ビタミンには抗酸化作用を介するビタミン（❶の1）と、抗酸化作用を介さないビタミン（❷）の2つのグループがあります。また、オメガ脂肪酸には3系と6系の2種類があります。

❶抗酸化物質とそれを含む抗酸化食品

　脳は体の中でも代謝活動が極めて活発な臓器です。代謝活動はブドウ糖と酸素を原料にして作り出すATPエネルギーにより営まれます。そのため、脳は大量の酸素を消費する臓器となりますが、酸素消費が多いということは必ず活性酸素が多量に発生していることになります。この活性酸素は脳に障害を与えるため、認知症の発症に関わってくることになります。

　生体は活性酸素の害から組織を護るシステムを備えてはいますが、その防御能は老化が進行する40歳頃から急速に低下してゆきます。そのため、外から摂取する食物によって体内で発生する活性酸素を減弱、消去

することが脳を含むからだ全体を護ることにつながります。

　抗酸化物質は、①ビタミンC、ビタミンEなどの抗酸化ビタミン、②ほとんどすべての野菜や果物、または緑茶やコーヒーなどの嗜好食品に含まれるさまざまなポリフェノールが代表的です。どの食品にはどのようなポリフェノールが含まれるか、その詳細は既にP.19の表A-2にまとめている通りです。

Ｑ「認知症の予防によい、特別な抗酸化食品なんてあるのですか？」

Ａ「活性酸素は体のすべての細胞で発生し、どの細胞にも同じ障害を引き起こし、さまざまな病気を発症させます。認知症の予防にのみ役立つ抗酸化食品というものはありません」

Ｑ「抗酸化食品はおしなべてすべての病気の予防になり、その一環として認知症の予防にも役立っているということになるのですか？」

Ａ「そうです。抗酸化食品といえば野菜や果物がまず挙げられますが、緑茶やコーヒー、それにカレーにも強力な抗酸化物質が含まれ、とりわけ認知症の予防に役立つという報告が増えています」

　野菜や果物にはそれぞれに特有のポリフェノールが含まれ、抗酸化物質として働きます。その中で特に認知症によいと報告されている抗酸化食品をここで取り上げておきます。それは生姜やウコンに含まれるクルクミンと、オリーブオイルに含まれるオレオカンタールです。

　カレー粉にはウコンが入っていますので、ウコンを知らなくともカレーを食べていれば自然とクルクミンを摂取していることになります。インドではカレーを食べることが多いことはよく知られています。実は国別で認知症の有病率を比較しますと、インドは非常に低く、日本の4分の1ぐらいです。マウスの実験でも、クルクミンを多く含む餌で飼育すると、脳におけるゴミ蛋白（βアミロイド）の凝集が抑制されたという結果も得られています。確実な証明ではありませんが、抗酸化物質クルクミンの認知症予防効果が充分期待できる情報です。

F章　脳の活性化、認知症の予防、改善に寄与する食品　　111

また、オリーブオイルのオレオカンタールもβアミロイド蛋白質の除去作用があることにより、有望なポリフェノールです。この栄養素については、一口メモ「オリーブオイルの卓越した健康効果」（P. 203）でも述べています。

　クルクミンやオレオカンタールの他にも、緑茶、コーヒー、赤ワインに含まれるポリフェノールは認知症の予防に役立つと考えてよいでしょう。とりわけ、緑茶は有望視されています。

　次に3つ目の抗酸化物質となる③です。ポリフェノールではありませんが、くるみにはメラトニンという、ヒトのホルモンと同じ物質が含まれています。メラトニンはさまざまな健康効果を生む物質です。その1つとして、メラトニンの抗酸化作用は、アミロイド蛋白質の集合を抑制する神経保護作用により、認知症の予防に貢献します（メラトニンについてはP. 125のコラムも参照）。

　なお、最も強力な抗酸化物質は、抗酸化作用を持つビタミンです。ビタミンCやビタミンEがその代表です。日常摂取する上記の抗酸化食品で不充分な場合は、サプリメントとして抗酸化ビタミンの摂取がよいかもしれません。但し、ビタミンEの場合は、抗酸化作用は強力ですが、過剰摂取による弊害もあり、サプリメントでの大量摂取は勧められません。

❺抗酸化ビタミン以外のビタミンとそれを含む食品

　ここで述べるビタミンは、前述❹のビタミンCやビタミンEのような抗酸化ビタミンではなく、別の作用を介する認知症予防のビタミンです。そのビタミンの作用を説明する前に、「ホモシステイン」という物質について説明します。

　ホモシステインとはP. 114の一口メモに記述しているように、必須アミノ酸であるメチオニンとシステインと同じ仲間のアミノ酸です。酵素の働きでこの3つのアミノ酸は相互変換します。メチオニンとシステインは、体の中で必要欠くべからざるアミノ酸、つまり必須アミノ酸です。それに対してホモシステインは、それら2つの必須アミノ酸を作るための中間代謝産物で、自身の役割はありません。それどころか、ホモシステインが血中で多くなると体によからぬ影響が出ることがわかってきました。

Q「ホモシステインが血中に増えるとどのような悪影響が出るのですか？」

A「最初にわかったことは、動脈硬化が進行して、心筋梗塞が増えるということです」

Q「動脈硬化を進行させるとなれば、大変なことですね。その他には？」

A「血中ホモシステインが高いと認知症のリスクが高まるということが最近報告されました」

Q「認知症にどのように関わるのですか？」

A「1つは動脈硬化が、脳の血管にも起こり、血流が悪くなることで脳の障害が起こります。それとは別に、神経細胞に働いて、認知症の原因となる、前述のゴミのような蛋白質を集合させて神経細胞にダメージを与えるということがわかってきています」

　ホモシステインが体の中に増えると、動脈硬化を促進して、血管閉塞性疾患の発症を高めることはほぼ間違いないようです。また、最近わかってきたことですが、ホモシステインが認知症を促進させる悪い作用は、今後重要な悪影響として注目されてゆくことになると思われます。

Q「ところでホモシステインが血中に増えるのは、何が原因ですか？」

A「次頁の一口メモの図でわかりますように、ホモシステインから大切なアミノ酸であるメチオニンやシステインに変換してゆくのは、酵素の力によります。酵素が働くためには、葉酸、ビタミンB_{12}、ビタミンB_6が必要です」

Q「ではそれら3つのビタミンが不足する状態になると、メチオニンやシステインが減り、逆にホモシステインが増えることになりますね」

A「その通りです。つまり3つのビタミンのいずれかの不足で血中ホモシステイン濃度が高まり、動脈硬化が進んで心筋梗塞が起こりやすくなったり、認知症が発症しやすい状態になるのです」

　ホモシステインという、一種のアミノ酸が血中に増え過ぎると、なぜ神経

F章　脳の活性化、認知症の予防、改善に寄与する食品　　113

> **一口メモ**
>
> ## ホモシステインとは？
>
> 　ホモシステインとはアミノ酸の一種です。必須アミノ酸のメチオニンとシステインと同じ仲間のアミノ酸です。ホモシステインは肝臓でメチオニンが代謝されてできます。ホモシステインから再びメチオニンができたり、別のアミノ酸であるシステインができたり、下図のように3つアミノ酸は相互に変換するという関係になっています。ホモシステインがメチオニンに変換する際には、葉酸やビタミンB_{12}が必要で、システインに代謝される際は、ビタミンB_6が必要です。従って葉酸やビタミンB_{12}、B_6が不足すると、肝臓でのホモシステインの代謝が滞ります。そうしますと、肝臓にホモシステインが溜まり、やがては血中に流れ出て、血中のホモシステイン濃度が高くなります。ホモシステインが多くなり、2つの分子が重合すると、その際に活性酸素が生じ、体によくないことが起こります。
>
>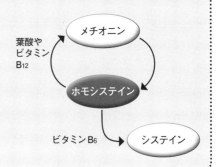

細胞にダメージを与える蛋白質のゴミが、神経細胞に溜まってゆくのかはよくわかっていません。しかし、ホモシステインの血中濃度を適正に保つことは、神経細胞の障害を防ぎ、認知症の予防に貢献すると考えられます。

Q「ホモシステインを適切にコントロールすることは可能ですか？」
A「ホモシステインが血液中に溜まり過ぎるのを抑える物質は、葉酸、ビタミンB_{12}、ビタミンB_6の3つです。前2者の効果が強く、とりわけ葉酸の作用が最強です。葉酸やビタミンB_{12}を含む食品摂取でホモシステインの血中濃

度の上昇を防ぐことは理論的に可能です」

Ｑ「理論的には可能ということは、実際上は難しいのですか？」

Ａ「ええ、そうなのです。食品摂取によって必要量の葉酸やビタミンB₁₂を補給
するのは大変なことです。例えば葉酸をたくさん含む食品は、ホウレン草、
ブロッコリー、アスパラガスなどですが、ホモシステイン濃度を下げる有効
量の葉酸をこれらの野菜から摂取するとすれば、それぞれ220g、200g、
130g必要です。その量は簡単には日々摂取を続けることができない量です」

　従ってホモシステインが特に高くない場合は、将来的な認知症予防とし
て葉酸を多く含む上記の野菜を日頃から摂取することを意識しておけばよ
いでしょう。実際のホモシステイン測定値が高い人は、葉酸のサプリメント
を服用するのがよいでしょう。ビタミンB₁₂とビタミンB₁は共に、内科や整形
外科で非常に使用頻度の高いビタミンです。

　なお、ホモシステインは普通の健診や人間ドックでの測定項目には含ま
れていません。そのため普段は、その血中濃度を知る機会はほとんどあり
ません。最近、抗加齢ドックという特殊な健診で検査されるようになってい
ます。認知症の増加に伴い、今後注目される検査項目となってゆくものと
思われます。

　ビタミンB群や葉酸の他にも、ビタミンDが認知症予防によいという研究
結果が報告されています。骨の健康にもよいとされてきたビタミンDですが、
それ以外に、いろいろな健康効果を生み出すことが明らかになってきて、今、
脚光を浴び始めたビタミンです。P. 105のコラムを参照してください。

❏オメガ3系脂肪酸及びオメガ6系脂肪酸とそれを含む食品

　さて、認知症によい3つ目のグループの栄養素は、ある特定の脂肪酸、
オメガ脂肪酸です。ところで、「オメガ脂肪酸」はもとより、「脂肪酸」とは
どういうものですか？　という方が多いかと思われます。脂肪酸は中性脂肪
の一部なのです。そして脂肪酸にはいろいろな種類があり、オメガ脂肪酸

F章　脳の活性化、認知症の予防、改善に寄与する食品　　115

は、その1つのタイプの脂肪酸です。中性脂肪と脂肪酸の関係、脂肪酸の種類については、下の一口メモを参照してください。

オメガ3系脂肪酸というと、聞いたことがないと思われるかもしれませんが、青魚に多く含まれるDHA、EPAがそれに当たるといえば、「あぁ、そうなんだ」と安心されることでしょう。とりわけDHAは脳の活性化、または認知症予防によいとされるオメガ3系脂肪酸なのです。

実際、DHAが認知症の予防によいという数多くの研究報告があり、このオメガ3系脂肪酸の健康効果は、まず間違いないと思われます。それでは、この栄養素がなぜ、認知機能によい効果をもたらすのでしょうか？ 誰でも興味が湧くところです。

一口メモ　脂肪酸とは？　脂肪酸のいろいろ

図に示すように、中性脂肪は、4つのコンポーネントから成り立っています。1つのコンポーネントはグリセリンというアルコール様の物質で、これに脂肪酸が3つ結合したものが中性脂肪です。私達は食品から中性脂肪の形で脂肪酸を摂り入れます。脂肪酸が由来する食品は、①肉類、②乳製品（バター、チーズ）、③植物油（オリーブ油、大豆油、エゴマ油など）、④魚介類に分類されます。由来する食品によって、脂肪酸の種類が違ってきます。

最近は新聞の健康医学の記事に、脂肪酸の種類、脂肪酸の健康効果やリスクが記載されるようになってきました。単なる脂肪酸としてではなく、脂肪酸の種類は飽和脂肪酸、不飽和脂肪酸から、一価、または多価脂肪酸までと、とても

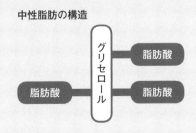

中性脂肪の構造

第1部　健康増進のために積極的な摂取が望まれる食品

詳細過ぎて一般の人には理解困難な解説が載っています。このような難しい脂肪酸の種類よりも、体によいもの、多過ぎるとよくないものなど脂肪酸の働きにはいろいろあると知ることだけでよいでしょう。

　脂肪酸の種類は、その働きで理解してください。脂肪酸の働きで最も一般的な作用は、①エネルギー源となることです。このタイプの脂肪酸は主に牛乳、乳製品（バター、チーズなど）、牛肉などの肉食品に含まれます。

　②オレイン酸はオリーブ油に多い脂肪酸で、特別な健康効果を持っています（P. 203）。

　③オメガ脂肪酸のグループにはいくつかの健康によい生理機能を示す脂肪酸があります。オメガ脂肪酸は3系と6系に分かれます。3系にはDHAやEPA（P. 117）、リノレン酸（P. 204）が、6系にはリノール酸やアラキドン酸（ARA）（P. 118）が含まれます。細かくなりましたが、それぞれの特有の作用が本書で述べられています。

Q「DHAは脳のどの部位にあって、どのように働いているのですか？」

A「簡単にいいますと、脳の中の神経細胞の膜に多く含まれています。細胞の流動性に貢献し、神経のシグナル伝達を良好にするようです」

Q「DHAは神経のシグナル伝達によいとのことですが、認知症で脳の細胞が障害されることを防ぐような作用もあると考えてもよいのですか？」

A「ええ、DHAにそのような働きがあることは、まず間違いないと考えてよいでしょう。表F-2にまとめていますが、活性酸素などの障害から神経細胞を護ったり、神経細胞の機能を保ち、記憶や学習の向上に働くなどについて、数多くの研究成果が報告されています」

Q「実際に認知症の予防に役立つという報告はあるのですね？」

A「ええ、DHAを多く摂取する高齢者は加齢に伴う認知機能の低下が遅延す

F章　脳の活性化、認知症の予防、改善に寄与する食品　117

[表F-2] DHAによる脳機能維持作用と神経細胞保護作用

1	脳機能 維持作用	①神経細胞の膜に存在し、神経細胞の生存や機能維持に働く
		②記憶・学習機能を向上させる
2	神経細胞 保護作用	①酸化ストレスや炎症反応による神経細胞の障害を抑制する
		②βアミロイドやタウ蛋白質による神経細胞の障害を抑制する

るmことや、また、認知症の発症予防に有効であることが報告されています」

　それでは次にオメガ3系脂肪酸（DHAなど）を含む食品についてですが、DHAは青魚に多く含まれることは、多くの方が知っておられるようです。

Q「青魚は高級魚でなくても大丈夫ですね？」

A「ええ、青魚とは言うまでもなく、高級魚でなくてもよく、サンマ、アジ、イワシ、サバなど、一般家庭でよく食される魚です。これで充分です」

Q「オメガ3系脂肪酸にはDHAの他にもいくつかありますね？」

A「ええ、オメガ3系脂肪酸にはDHAの他に、EPAがあります。EPAはDHAと違い、直接脳の細胞を保護したりするよりも、血管の障害を予防し、血流をよくすることで間接的に脳によい環境を作るようです。EPAもやはり、青魚から摂取できます」

Q「オメガ3系ではなく、オメガ6系脂肪酸というものもあるのですか？」

A「ええ、オメガ脂肪酸には3系と6系があります。オメガ6系脂肪酸には、アラキドン酸（ARA）という脳機能に役立つ脂肪酸があります」

Q「アラキドン酸はどのような食品から摂れるのですか？」

A「オメガ3系脂肪酸と違って、肉や卵に多く含まれます。ARAもDHA同様に、脳の神経細胞に多く含まれ、脳の健常な活動に必須の脂肪酸です」

Q「でも肉や卵を摂り過ぎればコレステロールが増えるのでは？」

A「ええ、肉や卵の摂り過ぎで高脂血症を招くことはよくないことですが、肉や

卵を全く摂らないのも食事からのARAの補給がなくなるため、脳の機能に支障をきたします。従って魚中心の食事に加え、肉や卵をほどよく摂取することが大切です」

　脳機能の維持にはDHAが最も重要なオメガ3系脂肪酸で、巷ではこのサプリメントの広告が満ち溢れています。魚を充分摂取できない場合は、DHAサプリメントの摂取がよいようです。一般にDHAやEPAは、酸化に弱い性質をもっています。そのため、せっかくサプリメントで摂取しても、酸化されて本来の働きができない難点があります。漁村で魚ばかり食べているより、半農半漁の村で、魚と野菜の両方を食べている村のほうが長寿であるという報告があります。野菜の抗酸化作用を利用して、魚から摂取したDHAの酸化を防ぐというセオリーになっています。そのことをさらに押し進めて、DHAサプリメントの中には、ゴマなどの抗酸化物質を組み込んでパッケージしたDHA製品もゆきわたっています。

認知症の予防のための総合的な対策

　前半では認知症の予防に役立つ食事面の注意を述べました。食事面の注意は一面の対策です。まだ原因が不明の認知症ですから、食事以外にも、よいと考える諸々の対策を講じて、総合的な取り組みが望まれます。

　そこで、認知症の発症を助長する要因と、予防するための日常生活を述べ、認知症の総合的な対策をまとめます。

(3) 認知症の発症を助長する要因

　認知機能の低下をきたす要因を表F-3に挙げ、各要因につき、順々に述べてゆきます。

[表F-3] 認知機能を低下させる要因

ⓐ メタボリックシンドローム、肥満、生活習慣病
ⓑ 糖尿病
ⓒ 低栄養
ⓓ 認知症リスクを上げる食品

F章　脳の活性化、認知症の予防、改善に寄与する食品　　119

ⓐ メタボ、肥満、生活習慣病

　いわゆる認知症には、原因別に2つのタイプがあることを最初に述べました。1つは脳梗塞などの脳血管症障害が原因となり、そのあとから出現する認知症（脳血管性認知症）で、もう1つは原因不明で徐々に出現する認知症、いわゆるアルツハイマー型認知症でした。

　本書は2つ目の認知症、つまりアルツハイマー型認知症について、その原因や予防を述べています。このタイプの認知症は、従来は神経性病変が主体と考えられていました。ところが、最近はアルツハイマー型認知症にも、細小血管の動脈硬化によると思われる血管性病変が併存することが多くなってきました。現在では神経性と血管性の混合型病変がアルツハイマー型認知症の脳病変の多くを占めているようです。

Ⓠ「本編はアルツハイマー型認知症を認知症として述べていますね。このタイプの認知症の原因はかなり複雑なのですね。神経細胞が傷害される本来の原因に加え、脳の細小血管の血流障害による神経細胞のダメージも原因になるのですか？」

Ⓐ「そうなのです。最近の認知症では2つの原因、つまり神経性と血管性の2つの原因が絡み合っているのです」

Ⓠ「後者の血管性原因は、血管の動脈硬化で、動脈硬化を引き起こすのはメタボ、生活習慣病ですから、メタボ状態や生活習慣病に罹っていると、認知症が起こりやすい、あるいは進行しやすくなるのですね？」

Ⓐ「その通りです」

Ⓠ「そうしますと、近年メタボやメタボに伴う生活習慣病が増えていることが、認知症の増加の一因になっているのでしょうか？」

Ⓐ「そのように考えてよいと思います」

Ⓠ「何かそれを実証するような研究結果がありますか？」

Ⓐ「ええ、あります。認知症になりかけた人の集団を、生活習慣病を徹底的に管理したグループと、放置したグループの2つに分けて、2年半の後に経過

観察したところ、認知症の進行に大きな差が出たのです。前者のグループ
の人達は明白な認知症に進行してゆかなかったのに対し、後者の人々はど
んどんはっきりした認知症に進行しました」

　生活習慣病を適切に管理することが、認知症の発症・進行を抑えると
いう知見はとても重要なことです。ここに認知症の原因の一面を知ることが
できます。それに加え、今後の認知症対策の重要な課題が見られるから
です。

❻糖尿病

　メタボ肥満から、生活習慣病をきたす病態はまず間違いなく認知機能
の低下に関わる要因となると考えられます。次に糖尿病ですが、糖尿病
は代表的生活習慣病です。しかるに項を別にして糖尿病を表F-3にリス
トしているのには理由があります。糖尿病は認知症発症の最大のリスク要
因なのです。

Q「生活習慣病の中で、糖尿病が認知症の発症の最大のリスクになるにはそ
　れなりのことがあるのですか？」

A「ええ、糖尿病は3つのメカニズムで認知症の発症を進行させます。1つ目
　は他の生活習慣病と同様に、動脈硬化を促進して血流障害による脳細胞
　のダメージを引き起こします。2つ目は糖尿病で血糖が変動することが脳の
　細胞に大きな傷害を及ぼします。3つ目は糖尿病はアルツハイマー特有の
　神経病変を促進させるのです」

Q「アルツハイマーの神経病変とは先に述べられていた、あの蛋白質のゴミ（β
　アミロイドやタウ）の蓄積のことですね？」

A「そうです。糖尿病はその蛋白質の集積を促進して、神経細胞の傷害を加
　速させることです」

Q「糖尿病は恐いですね。こんなところにも影響を及ぼすのですね」

F章　脳の活性化、認知症の予防、改善に寄与する食品　　121

A「ええ、生活習慣病の中でも、いろいろな障害を引き起こす、最悪の病気です」

　糖尿病は一般的には過食、肥満をベースに起こってくる病気です。糖尿病は単に生活習慣病の1つとしてではなく、認知症リスクを高める独特の病気です。適切な食事面の努力が、糖尿病はもとより、認知症の予防・改善のスタートラインであることは言をまちません。

❸ 低栄養

　一般に生活習慣病はほとんどの場合、節食が必要となります。ところが逆に、食事量の減少で低栄養になることも認知症のリスクを高めます。高齢者では小食になる人が少なくありません。粗食、小食はよくなく、ある程度の肉、卵を含めた適切な食事が大切です。前述の如く、オメガ6系脂肪酸の1つであるアラキドン酸は肉や卵から摂取できるのです。

❹ 認知症リスクを上げるといわれる食品

　最後に認知症のリスクを高める食品について述べます。動物性の油は魚の油と違って飽和脂肪酸を多く含みます。また、ファーストフード菓子や、菓子パンなどにはトランス脂肪酸（P. 123の一口メモ）が多く含まれます。飽和脂肪酸の摂り過ぎや、トランス脂肪酸の摂取は動脈硬化を促進し、認知症の助長に関わりますので好ましくありません。

（4）認知症を予防するための日常生活

　認知症の治療法がないという状況では、認知症になりにくい、または予防できる可能性のある日常生活を実践してゆくことが大切になります。

Q「軽度認知障害に陥る前から、またはある程度の年齢に達した健康状態のうちから、認知症を予防する方法はありますか？」
A「"こうすれば認知症になりません"という調子のいい対策はありません。で

| 一口メモ | トランス脂肪酸 |

「トランス脂肪酸って何ですか？」と言われる方がほとんどでしょう。体の中の脂肪にはコレステロールと共に、中性脂肪があることはほとんどの人が知っておられます。脂肪酸は中性脂肪の一成分です。この脂肪酸にはいろいろな種類（P. 116の一口メモ参照）があります。摂り過ぎると体によくない脂肪酸から、本項で述べているように積極的に摂り入れねばならない、オメガ3系、6系脂肪酸などです。

次にトランス脂肪酸は何ですかという質問に答えます。トランス脂肪酸とは、油脂の加工・精製によって人工的に生じるものです。つまり、植物油や魚油から固形の油脂を製造する加工時に生成される、人工的な脂肪酸です。固形油脂としてのマーガリンやショートニング*に含まれますので、それらを使用して作られるスナック菓子、フライドポテト、菓子パン、ケーキに多く含まれます。

トランス脂肪酸は動脈硬化を起こしやすくする脂肪酸であるため、欧米では早くから使用が規制されています。日本でも最近になりやっと制限する動きが出ています。

*ショートニングとは、調整したラードのような固形油脂です。ショートケーキのショートの由来ですが、この固形油脂を使って焼いたケーキというところからきているようです。

もいくつかの有効な予防的対策はあります。それを表F-4に挙げます」

Ｑ「①の生活習慣病の治療が認知症の予防に働くのですね？」

Ａ「そうです。これが最も重要です」

Ｑ「次に運動することと、頭を使う

[表F-4] 認知症予防のための日常生活

| ①生活習慣病を適切に治療する |
| ②有酸素運動を取り入れる |
| ③脳の活性化のための知的活動 |
| ④人との交流を増やす |
| ⑤食事面の努力（本章で概説） |
| ⑥その他（充分な睡眠、禁煙など） |

F章　脳の活性化、認知症の予防、改善に寄与する食品　123

ことですね？」

Ⓐ「そうです。本書の中でも本章は、それほど難しいことを述べているわけで
　はありません。しかし、本章をしっかり読み切ることは少し頭を使う作業で
　大変かもしれません。それでも何とか努力して読みこなし、理解して頂くこ
　とは、知的活動の実践そのものです。脳の活性化にも役立つものと信じま
　す」

　軽度認知障害のステージ、または認知症に入った早期のステージで、
病気の進行を抑える効果的な対策は運動（有酸素運動）であることが研
究結果から認められています。それと共に、できるだけ脳の活性化につな
がる知的活動を盛んにすることが重要です。

Ⓠ「具体的にどのような運動をすればよいのですか？」

Ⓐ「有酸素運動ですから、軽く汗ばむ程度のウォーキングが基本です。軽度認
　知障害、早期の認知症にも効果的です」

Ⓠ「知的活動は？」

Ⓐ「知的活動は各種ゲーム（特にボードを使う将棋、囲碁、オセロなど）、音楽
　活動（楽器演奏、カラオケなど）や読書です。自分一人でなく相手、または
　仲間と共に活動し、人との交流を増やすことが効果的です」

Ⓠ「要は体と脳をよく使うということですよね？」

Ⓐ「そうです。特に両方を一緒に行うことがベストのようです。例えば、歌いな
　がら体を動かす、家事をする、俳句を詠んだり、写真を撮りながらウォーキ
　ングをするなどです。パートナーとの微妙な関係で独特の脳刺激作用の
　あるダンスなどが最適かもしれません」

　最後は食事面の努力です。過食を戒め、適切な食事量で生活習慣病
を予防し、本章で述べてきた脳の活性化によい食品を摂り入れることです。

124　第1部　健康増進のために積極的な摂取が望まれる食品

column

メラトニンの健康効果

　メラトニンは、元々脳の奥く深いところにある「松果体」という器官で作られるホルモンとして発見されました。体内でメラトニンが増えることにより眠くなるため、睡眠ホルモンと呼ばれています。実際、メラトニンは夕方から作り始められ、午前2〜3時に分泌はピークに達し、朝に向かって分泌量は減少してゆきます。このように分泌パターンはまさに睡眠と併行しています。また分泌に年齢的変化があり、子供では分泌が多く、思春期頃から減少してゆき、成人では子供に比べ、分泌量はかなり少なくなっています。当初は睡眠促進ホルモンとして認識されていましたが、メラトニンの生理作用が次々と明らかになってきました。現在では睡眠だけではなく、健康に大きな影響をもたらすホルモンであることがわかっています。

(1) メラトニンの働き

①1991年に、メラトニンに抗酸化作用があることが報告されました。抗酸化作用により、動脈硬化が抑制され、生活習慣病の進行が抑えられます。

②免疫増強作用があります。また、免疫増強作用と抗酸化作用によってがん細胞の排除が促進されたり、がん細胞の増殖が抑制されたりするなど、メラトニンの抗がん作用も近年報告されています。

③抗酸化作用により、神経細胞の保護効果（βアミロイド蛋白質の重合抑制）が認められ、アルツハイマー病の予防に働くことになり、注目が集まるようになっています。

④閉経後の骨粗鬆症の進行を抑制します。

F章　脳の活性化、認知症の予防、改善に寄与する食品　　125

以上、さまざまな健康効果が報告されていますが、とりわけ認知症予防効果より、メラトニンは抗老化ホルモンとして最近一気にブームになってきました。

(2) メラトニンの供給源

　メラトニンはヒトの脳の松果体という器官で産生される物質として発見されましたが、その後の検討でほとんどの動物で、またほとんどの植物でも作られることがわかりました。植物でメラトニンの合成量が多いのが「くるみ」です。従ってくるみをたくさん摂取すれば、たくさんのメラトニンを天然の食物から取り入れることができることになります。

(3) メラトニンのサプリメント

　メラトニンのサプリメントがありますが、大量にサプリメントとして服用するのは、安全性の見地から適切ではないかもしれません。

　かつて抗酸化作用として優れたβカロテンを、サプリメントとして服用してがん予防効果をみたところ、抗酸化作用によるがんの抑制効果をもたらさないどころか、逆にがんのリスクを高めたという苦い結果があるからです。天然の食物によるメラトニンの摂取では問題はないようです。従って、健康に最適と言われる地中海食の食品である「くるみ」（メラトニンをたくさん含む）などを充分摂取するのが無難でしょう。

126　**第1部**　健康増進のために積極的な摂取が望まれる食品

第2部 生活習慣病の予防・改善のための食生活の注意

　一般に生活習慣病の予防や改善のためには、何らかの食品を積極的に摂取するというよりも、摂取を制限することによる病気の改善を図ることが、食生活の注意の中心となります。そこで後編では、各生活習慣病の改善に対して、①特にどのような食品を制限することが望ましいか、②食事の全体量や食事スタイルはどうあるべきか、そして③少ないながらも積極的な摂取が望まれる食品はどのようなものか、などについて述べてゆきます。

Ｇ 糖尿病の食事療法

　生活習慣病の中で、糖尿病ほど食事面の努力が必要となる病気はありません。また、糖尿病ほど、食生活の努力によって改善する病気もないともいえます。極端にいえば、本気で食事と運動を含む日常生活の努力を続ければ、ほとんどの糖尿病は薬を必要とせずコントロールが可能と思われます。そのくらい食事療法は奏功するものです。

　この章では①糖尿病に限らず、すべての生活習慣病の予防に共通する食事の努力、②血糖値の急速な上昇を抑える食事や糖質制限など、特に糖尿病に適応した食事面の注意についてまとめています。

Ｈ 高血圧症の食事療法

　生活習慣病のうちで、高血圧症は最も頻度の高い病気です。高血圧症の原因は複雑です。血圧上昇につながる複数の遺伝子をもっている体質的な素地の上に、不適切な生活習慣が重なって発症すると考えられます。体質は変えられませんが、生活習慣は努力によって変えることができます。高血圧の発症に関係する生活習慣としては、食塩の過剰摂取、肥満、運動不足、喫煙などが挙げられます。中でも食塩の摂り過ぎ、肥満が最も重要で、高血圧の食事療法の基本は減塩、減量です。ここでは減塩を

中心に、高血圧症の食事療法のあり方を述べてゆくことにします。

I と **J** コレステロールまたは中性脂肪高値（高脂血症）の人のための食事療法

　近年の我が国の食生活は、欧米化に伴い脂肪の摂取量が大幅に増え、そのために起こってきた高脂血症の患者数の著増は驚くばかりです。高脂血症で増える脂質はコレステロールと中性脂肪です。コレステロール、中性脂肪の過剰摂取でそれぞれの血中脂質の高値をきたしますが、原因は必ずしもそれだけではありません。コレステロールまたは中性脂肪を含む食事を多く摂らなくても、高コレステロール血症、高中性脂肪血症が起こることがあります。従ってそれぞれの高脂血症の原因や対処は別々に考えてゆく必要があり、当然、両者の食事面の注意も異なってきます。

　そこで、I章ではコレステロール高値、J章では中性脂肪高値に対する食事療法を別個に述べてゆくことにします。

K 高尿酸血症の食事療法

　血液中の尿酸値が高い状態が高尿酸血症で、放置して尿酸が関節内に流出して強い関節痛が起こるのが痛風です。近年、生活習慣、とりわけ食生活の欧米化に伴い、高脂血症と共に高尿酸血症の頻度が急速に上昇してきました。尿酸は体の中でプリン体が分解されて生じることや、プリン体の多いビールは尿酸が溜まり過ぎてよくないということは多くの方が知っておられます。それは間違いではありませんが、ビールに限らずプリン体を多く含む食品の摂り過ぎで、血中の尿酸値は高くなります。しかしプリン体の多い食品のみで高尿酸血症をきたすのではありません。プリン体のほとんどない食品の摂取でも高尿酸血症が起こりますし、食品以外にも高尿酸血症になる要因があります。

　本章で、食品を中心にした高尿酸血症の原因と対処法を述べてゆきます。

G 糖尿病の食事療法

　糖尿病という病名を知らない人はいないでしょう。しかし、糖尿病の病態を知り、この病気はゾーッとするほど、怖い病気であることを知っている人は少ないようです。糖尿病では尿に糖が出るだけでなく、血液中の糖分（血糖）が異常に高い状態になっています。これは全身の細胞が、エネルギー源である糖分を利用できないために、血液中に糖分が溢れて高血糖状態になっているのです。本書は病気の食事療法について述べる本ですが、食事の注意の前に「糖尿病」という怖い病気の本態を、まず知って頂くことにしましょう。

(1) 糖尿病の本態

Q「糖尿病では細胞が糖分を利用できないということですが、それはどういうことですか？　どのような問題が生じるのですか？」

A「すべての細胞は、その細胞の本来の働きを果たすためのエネルギーを必要とします。エネルギーはATPという実体のある物質です。細胞は常時、ATPエネルギーを作っています。食事で摂り入れた糖分（ブドウ糖）と、呼吸で摂り込んだ酸素を使って、ATPエネルギーを作るのです。ATPについてはA章のP.14の図A-1とP.25で解説しています」

Q「細胞が糖分（ブドウ糖）を利用できないということは、細胞は生きてゆく上で必須のエネルギーを作れないということになるのですか？」

A「その通りです。これが糖尿病の本態で、怖いところです」

Q「なぜ、糖尿病では細胞が糖分を利用できないのですか？」

A「食事で摂取したブドウ糖は、勝手に細胞の中へ入ってゆくのではないのです。ブドウ糖を血中から細胞の中へ取り入れる仕組みがあるのですが、糖尿病ではその仕組みが作動しないのです」

G章　糖尿病の食事療法　　129

ではなぜ、糖尿病ではブドウ糖を細胞内に取り込めないのでしょうか？ブドウ糖は細胞内に勝手に滲み込んでくれるのではありません。細胞がブドウ糖を細胞内に取り込むためには、インスリンというホルモンの働きが必要なのです。インスリンは膵臓で作られるホルモンです。この膵臓のホルモンが血流にのって全身をかけめぐり、細胞に働いてくれてはじめてブドウ糖を取り込めるようになるのです。図G-1で説明してゆきましょう。

[図G-1] インスリンによって細胞はブドウ糖を取り込めるようになる

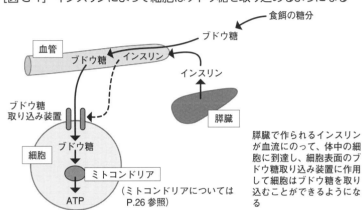

膵臓で作られるインスリンが血流にのって、体中の細胞に到達し、細胞表面のブドウ糖取り込み装置に作用して細胞はブドウ糖を取り込むことができるようになる

Q「膵臓で作られるホルモンが、体中の全細胞に作用するのですね。どのように作用するのですか？」

A「ブドウ糖は細胞表面のブドウ糖取り込み装置から細胞内に入ります。インスリンが細胞に働きかけて、この装置が作動できるようになります」

Q「ではインスリンが働いてくれなければ細胞はブドウ糖を利用できず、ATPエネルギーを作れないことになりますね」

A「その通りです。それが糖尿病の本態です」

　糖尿病の本態をもう少し詳しくいいますと、糖尿病では、①膵臓でインスリンが必要量作れないか、または②インスリンが作られているのに、何らか

> **一口メモ**
>
> ## 1型糖尿病と2型糖尿病
>
> 糖尿病はインスリンが適正に働かず、高血糖状態が続き、全身の細胞がエネルギー不足に陥る病気です。糖尿病には1型と2型があります。
>
> ### 1型糖尿病
>
> 膵臓でインスリンを作る細胞が破壊され、インスリンの合成と分泌が消失します。治療はインスリン注射が必須になります。
>
> ### 2型糖尿病
>
> インスリンの分泌が低下したり、分泌はされるも食後の分泌が遅延したり、またはインスリンは充分分泌されても、インスリンの適切な作動が妨げられたりするため、高血糖状態が引き起こされます。1型と違い、2型糖尿病では、まず食事・運動療法が最も大切で、それだけで糖尿病をかなり改善できます。それでも高血糖をコントロールできなければ薬物治療が必要になります。

の原因で細胞に適切に働きかけられず、そのために細胞がブドウ糖を取り込めなくなっているのです。その結果、細胞はATPエネルギーを作れずにヘトヘトになる一方、利用されないブドウ糖が血中に溜まり過ぎる、つまり高血糖になります。さらに血中のブドウ糖、つまり血糖が異常に高い状態が続くと、血管が傷み動脈硬化が進行することになるのです。

(2) 糖尿病の症状と診断

高血圧症の場合もそうですが、糖尿病でもかなり重症にならないと自覚症状が出ません。症状が出るとしても、突然大変な症状が出るのではなく、表G-1に列記するような症状が徐々に現れます。でもその状態が出る時は、既に糖尿病として重症のステージに入っています。

G章　糖尿病の食事療法　　131

[表G-1] 進行した糖尿病になった状態で最初に自覚する症状

多尿と頻尿	尿にたくさんの糖が出るため、それに引っ張られて水分が尿に出て、多尿、かつ頻尿になります
口渇と多飲	尿量が多くなるため、体の中は脱水傾向となり、のどの渇きを覚え、知らず知らずのうちによく水を飲むようになります
体重減少	それまで肥満であった人が、よく食べているのになぜか体重が減ってゆきます。水分欠乏と、食べても栄養として糖分を利用できないためです
倦怠感	細胞はATPエネルギーを充分作れず、エネルギー不足となるため、"体がだるい"と感じるようになります

Q「表G-1の自覚症状は、それほどびっくりするような症状ではないですが、そのいずれかが出た時点で、糖尿病は既に進行した状態なのですか？」

A「そうです。正常の人の食前の血糖値は100以内ですが、上記の症状が出る人では、200〜300くらいにびっくりするほど上昇しています」

Q「そんな大変な状態でしか自覚症状が出ないのなら、症状を頼りにしたり、症状で病気のことを認識したりするのでは全く駄目ですね？」

A「その通りです。ですから症状とは関係なく、健診をきちんと受けて検査による診断で対応してゆかねばならないのです」

糖尿病を長年放置したり、きちんと適切な治療をせずに高血糖状態が続けば、心臓、脳、腎臓、眼、足の血管の動脈硬化で、それぞれ心筋梗塞、脳梗塞、糖尿病性腎症（人工透析が必要になる）、足の血流障害（足切断につながる）などの恐ろしい合併症が起こります。合併症が出るのは糖尿病の末期状態です。

糖尿病の診断は、血液検査によってなされます。空腹時に採血した血液で、血糖値が126以上で、かつHbA1cという検査項目の数値が6.5以上で糖尿病と診断されます。

Q「HbA1cとは何ですか？」

A「血糖と共に、糖尿病診断におけるとても重要な検査です」

Q「どのように重要なのですか？ 何がわかるのですか？」

A「血糖値がさほど高くなくて100〜120くらいでも、HbA1cが基準値を超えていれば、糖尿病傾向、または早期糖尿病になっていることがわかります」

Q「血糖値のみでは検出しがたい、早期の糖尿病がわかるのなら重要な検査なのですね？」

A「そうです。血糖は誰でも食後必ず上昇します。HbA1cは、食後の血糖の上昇の程度を含めた血糖の日内変動を教えてくれる検査と理解してください」

　健診では朝の空腹状態で血液検査をします。血糖が100〜120くらいで正常範囲より少し高い程度でも、HbA1cが基準値を超えているようなケースでは、食後に高血糖が起こっている場合が多いのです。例えば、食前（空腹時）血糖が正常上限値の110前後でも、食後の血糖が180〜200であれば、HbA1cは基準値の6.5を超えていることが多く、これははっきりとした早期糖尿病です。しかしながら、健診では食後の血糖値は検査しませんので、早期糖尿病の検出が盲点となっています。HbA1c検査は空腹時の血糖値検査のみではわからない早期糖尿病の検出という点で大きな意義があるのです。

(3) 糖尿病の食事療法

　では本題の「糖尿病における食事面の注意」に入ってゆきましょう。糖尿病の治療は「食事療法」と「運動療法」が根幹です。これに、必要に応じて何らかの「薬物療法」を組み合わせてゆくことになります。既に糖尿病と診断されているのに、長年放置して、相当進行した糖尿病となっている場合ではなく、健診で初めて指摘されるようなケースでは必ずしもすぐ服薬が必要とは限りません。血糖値とHbA1cが共に少し高めで、まだ早期糖尿病にすらなっていない糖尿病傾向の状態と、早期糖尿病の状態では、適切な食事・運動療法で正常状態に戻ることが多いのです。明らかな糖

G章　糖尿病の食事療法　　133

尿病の場合も、これだけで対処できる人もいます。従って糖尿病の場合は、食事療法が極めて重要で、次に述べる食事療法の知識は大いに役立つことになります。

　なお、食事療法は、糖尿病を含むすべての生活習慣病の予防に共通する努力と、糖尿病に固有の努力に分けて述べてゆくことにします。

ⓐ糖尿病の食事療法の基本（各生活習慣病の食事療法に共通）

Ⓠ「食事療法は治療の第一歩ということは理屈ではわかります。でも糖尿病の食事療法は、難しいとか、面倒だといわれますが？」

Ⓐ「厳密に考えるとそう感じてしまいます。重症の糖尿病で、教育入院してインスリン注射を受けながらする食事療法は別にして、健診で初めて発見される糖尿病の場合は、リラックスして考えましょう」

Ⓠ「"リラックスして考える"と言われても具体的にはどうするのですか？」

Ⓐ「糖尿病をお持ちの方のみならず、そうでない方にも当てはまる食事療法（表G-2）から努力をスタートします」

Ⓠ「表G-2の努力ですと、それほど難しくなさそうですね」

Ⓐ「そうでしょう。ごく当たり前のことで、健康な人にも当てはまる食事の仕方ですからね。でも糖尿病の方のために、もう少し肉付けして説明してゆきましょう」

[表G-2]　糖尿病の基本的な食事の心得

①自分の体格、体重に見合った適正なカロリー（エネルギー）の食事量を摂る
②三大栄養素（糖質、脂質、蛋白質）をバランスよく摂る
③1日3食（朝食、昼食、夕食）を規則正しく摂る
④遅い時間の夕食や夜食をやめる
⑤ゆっくりよく噛んで食べる

①自分の適正なエネルギー摂取量を知る

　適正なエネルギー摂取量は、標準体重（身長から計算）と身体活動量（デスクワーク、または肉体労働）から計算します。平均的に、男性は1500〜

2000kcal、女性は1400〜1800kcalです。糖尿病の方では上限を、男性は1800kcal、女性は1600kcalと、少し厳しく設定した方がよいでしょう。

Q 「数値で示されても、1500〜1800 kcalの食事とはどのような献立になるか、よくわからないですが……」

A 「そうですね。朝、昼、晩の食事の内容を文章で書いてもピンとこないですね。この点については、最近は健康本やインターネット情報で食事の献立を見ることができますので、それを参考にして自分でイメージを作られるとよいでしょう」

②バランスのとれた食品構成を考える

　自分に必要となるエネルギーを、炭水化物、蛋白質、脂質からバランスよく摂ることが必要です。一般的には、炭水化物から50〜60％、蛋白質から20％、脂質から20〜25％摂取することが一つの目安です。このように言われても、何をどれくらい食べてよいのかはやはりよくわかりません。基本的には、まず主食はごはん、パン、または麺類から1品選びます。副食は良質な蛋白質を含む食品（肉、魚、卵）から1品選び、これを主菜品とします。これに、野菜、きのこ、海藻、乳製品（朝食の場合は牛乳やヨーグルト）から2品を副菜として選ぶというイメージでよいでしょう。よくない例として、麺類をおかずにしてごはんを食べるなどの食事は、バランスがとれていません。また、それなりの量の肉と魚の両方を1食で摂ることも、蛋白質からのエネルギーの摂取過剰になります。この点についても、やはり健康本やインターネットで紹介されている献立を参考にすればよいでしょう。

③1日3食をきちんと摂る

　自分にとって適正なエネルギーを、3食に分けて摂ることが大切です。朝食を抜いて1日2食にする人がいますが、糖尿病治療が必要な人はこの食事スタイルはよくありません。1日3食で1500〜1800kcalを摂るとすれば、

1回の食事が、おおよそ500〜600kcalです。これを2回に分けますと1回の食事が800〜1000kcalとなり、食後の高血糖をきたしやすくなります。1回の"ドカ食い"が悪いということと同じです。

④夜遅い夕食や夜食はよくない

　1日3回に分ける食事とはいえ、3回目の食事（夕食）が夜遅くなることはよくありません。昼食から夕食までの空腹時間が長く、遅い時間にドカッと夕食を摂れば、食後高血糖をきたしやすくなります。食べてすぐ寝ると、体を動かさないため食後高血糖が長く続いてしまいます。どうしても夕食が遅くなる日は、夕方に軽食をとり、かつ夕食をごく軽くするなどの工夫が必要です。また夕刻頃に夕食をとり、さらに就寝前の夜食は言うまでもなくNGです。

⑤早食いを避け、ゆっくりよく噛んで食べる

　早食いは食後高血糖をきたしやすく、よくありません。

❺特に糖尿病に適応した食事面の注意

　❶項の表G-2の食事面の注意は糖尿病の方を含め、そうでない方にも健康上の注意となるものです。次に、特に糖尿病に適応した食事の注意を、表G-3にまとめています。

[表G-3]　糖尿病に適応した食事のポイント

①主食と副食の摂取の順序
②血糖値の急な上昇を抑える食品の摂取
③揚物類（天ぷら、フライ）を控える
④糖質制限について

①主食と副食の食べる順序

　〔副菜（野菜：根菜ではなくレタスやホウレン草のような葉の野菜）→主菜（肉または魚）→主食（ごはん）〕

摂取した主食の糖質が消化されてブドウ糖として血中に取り込まれ、血糖値が上昇することになります。明らかな糖尿病では言うまでもなく、早期糖尿病は、空腹時血糖値がさほど高くなくても、食後に急に血糖値が上昇します。食後の急速な血糖上昇が、体に非常に悪い影響を及ぼします。

　副食を先に食べ、主食のごはんを最後に食べることで糖質の吸収が鈍り、急な血糖上昇が回避されます。さらに副食のなかでも、野菜（副菜）を先に食べ、次に主たる副食（主菜）を食べ、最後に漬物でごはんを食べるのがよいでしょう。野菜の食物繊維の働き（後述）を利用するためです。

②血糖値の急な上昇を回避する食品の摂取

　主食と副食の摂取順序を上述のようにするだけでも、急な血糖上昇をある程度抑えることができます。さらに食品の中には血糖上昇を抑える成分を含むものがあり、それを利用することも効果があります。

Q「血糖値の上昇を抑える栄養素、または食品があるのですか？」
A「ええあります。それは炭水化物のうちの食物繊維成分です」

　炭水化物の成分には糖質と食物繊維があります。イモ類などの根菜には両者が含まれますが、キャベツ、レタス、ホウレン草の葉の野菜は糖質が少なく食物繊維が豊富です。食物繊維は炭水化物ですが、それ自体はほとんど吸収されず、血糖値の上昇には関係しません。それのみならず、どちらのタイプの野菜の食物繊維も、食物繊維自体が血糖値の上昇を抑える働きを持っています。そのため、まず最初に副菜の葉野菜を摂り、その食物繊維によって次に摂り入れるごはんの糖質の吸収スピードを抑えるのがよいのです。

Q「主食のごはんの炭水化物はすべてブドウ糖の元になる糖質ですか？」
A「いいえ、主食の食材の摂り方にも糖尿病リスクを下げるポイントがあります」

G章　糖尿病の食事療法　　137

Q「ごはんをどうにかするのですか？」

A「一般に主食のごはんといえば白米のごはんです。白米ごはんはほとんどが糖質（デンプン）で、分解されてまるごとブドウ糖になり、血糖値の上昇の材料になります。一方、麦ごはんにすると同じ炭水化物でも、糖質（デンプン）の他に食物繊維が多く含まれています」

Q「主食を麦ごはんにすると、麦に含まれる食物繊維によって糖質の吸収が緩やかになり、血糖の急な上昇が抑えられるのですか？」

A「その通りです。ごはんをすべて白米から麦に変えずとも、3割ぐらいを麦にした白米と麦のミックスごはんで、充分麦の食物繊維の効果を活かすことができます」

　食物繊維には水溶性と不溶性があります。一般に野菜や果物を始め植物由来の食物繊維は水溶性が多く、穀物の食物繊維は不溶性が中心です。一方、麦（小麦ではなく、大麦）には植物由来の食品のなかで、断トツに水溶性食物繊維が豊富です。麦に含まれる水溶性食物繊維がよいのです。

大麦の水溶性食物繊維がどのような効能を持つのでしょうか？　3つの大きな効能を表G-4に挙げています。

[表G-4]　大麦に含まれる水溶性食物繊維の効能

1. 糖の吸収をゆるやかにし、糖の急な上昇を抑える
2. コレステロールの吸収を抑える
3. 腸内細菌の餌となり、腸内環境を整える

Q「糖の吸収をゆるやかにするだけでなく、コレステロールの吸収も抑えられるのですか？」

A「そうです。食事による高脂血症対策にもなります」

Q「腸内細菌の重要性は、最近のトピックになっていますが、そこにもよい効果をもたらすのですか？」

A「腸内細菌、特に善玉菌の餌は水溶性食物繊維ですから、それを豊富に含む大麦が善玉腸内細菌を元気にしてくれます」

大麦の水溶性食物繊維が血糖値の上昇をゆるやかにするのは充分確認されています。そのメカニズムは、食物繊維の成分の1つであるβグルカンが、糖の消化吸収を遅らせることが主因と考えられてきました。最近ではその作用だけでなく、腸内細菌を介した作用もあるのではないかと考えられるようになってきています。C章のP.59の一口メモを参照してください。

　いずれにしても、大麦が血糖値の上昇をゆるやかにして糖尿病リスクを下げることは学術雑誌に載り、医学的に認められています。水溶性食物繊維は善玉腸内細菌を増やし、腸内環境を整えることも充分確認され、よいことづくしの食材です。最近では大麦が健康食として認められ、ある病院の院内給食に大麦ごはん（15%含有）が採り入れられたり、スーパーマーケットでも大麦を含む、穀物製品が手軽に購入できるようになり、随分普及しています。

③揚物を控える

　糖尿病の場合は、摂取カロリーの制限が根幹的食事療法になります。ここで摂取カロリーを推測することに、一つの落とし穴があります。食品を天ぷらやフライにしますと元の食材のカロリー量とは一桁違う量に変身するということです。次の、医師と患者の会話を参考にしてください。

医師「ここに茄子が2本ありますね。おひたしにすると22 kcalです。焼き茄子でも22 kcalです。では、油いためにすると何kcalでしょう」

患者「同じ材料だから22 kcalでしょう、いや油を使うとカロリーが多くなるのかな？　約2倍の40 kcalぐらいかな」

医師「いいえ。105 kcalです」

患者「えー！」

医師「では天ぷらにすると何カロリーになるでしょう」

患者「ということは105 kcalよりも多いのかな？　わかりません」

医師「220 kcalです」

G章　糖尿病の食事療法　　139

患者「……」（言葉が出ない）

医師「茄子は野菜だからカロリーが少ないと思ったら大間違いです。油いためは焼き茄子の5倍、天ぷらでは10倍に化けてしまいます。材料が同じでも、"焼く・煮る・蒸す"の調理法ではカロリーはあまり変わりませんが、"フライ・天ぷら・油いため"ではカロリーがぐんとアップするのです」

　茄子が200kcalなんて信じられないかもしれません。もっとビックリするのはじゃがいものフライドポテトは400kcalです。茄子もじゃがいも野菜ですが、フライやてんぷらにすると、野菜ではなく、脂を食していることになるのです。ですから肉類の場合も、仮に豚肉を食べるなら、トンカツではなくしゃぶしゃぶにするのが賢明です。

④糖質制限について

　2010年頃から糖尿病の食事について、単なる総カロリーの制限ではなく、糖質制限が糖尿病の食事療法に、より効果的であると提唱されるようになっています。現在、糖質制限とカロリー制限のどちらが重要かという学会レベルの論争が未解決です。また糖質制限も、どの程度であるべきかも、指針が明らかになっていません。糖質もエネルギー源として重要で、あまりにも極端な糖質制限は体によくないでしょう。今後、糖尿病の栄養学は大きく変貌を遂げてゆくものと思われます。2019年の時点では、前述の総カロリー制限の中で、緩やかな糖質制限、例えば主食のごはんはお茶碗に1食1杯（大盛りではなく）を、1日2杯ぐらいを一つの目安として組み入れることが妥当なところと思われます。

●外食の注意

　外食はエネルギー量の摂り過ぎになったり、栄養バランスが偏ったりすることが多くなります。個々の外食メニューがどれくらいのカロリーを持つかを知識として持っておくべきです。アルコールを含む嗜好品と一緒に表G-5

140　　第2部　生活習慣病の予防・改善のための食生活の注意

[表G-5] 外食と嗜好品のエネルギー

和食メニュー	カロリー (kcal)	洋食 / 中華メニュー	カロリー (kcal)	嗜好品メニュー	カロリー (kcal)
トンカツ定食	1000	カツカレー	950	ビール（中ジョッキ）	140
刺身定食	550	ビーフカレー	950	ワイン（グラス）	90
魚塩焼き定食	500	オムライス	840	日本酒（1合）	180
カツ丼	850	エビピラフ	570	アイスクリーム	190
親子丼	650	スパゲッティ	590	ショートケーキ	290
天丼	800	チャーハン	700	フライドポテト	400
牛丼	900	ラーメン	500		
天ぷらそば	450	ハンバーガー	300		
きつねうどん	350	ハム卵サンド	500		
焼きそば	550	カップラーメン	350		
お好み焼き	550				

（言うまでもなく、各メニューの平均的なカロリーです）

に示しておきます。外食のカロリーは相当高いことを充分認識しておくことは、単身赴任者や、出張の多い方の外食の知識として役に立つと思います。

　以上の食事療法は、療法というほど難しいものではなく、また面倒なこともないと思われます。食品変換表で摂取カロリーを正確に計算しようと思えば面倒で長続きしません。まず本書で述べたような、永続可能な食事面の努力を実践してゆくことから始められてはいかがでしょうか？

(4) 運動について

Q「運動については、何か注意点はありますか？」

A「いきなり激しい運動を始めるのではなく、軽い汗ばむ程度の歩行を1日30分くらいから始め、徐々に時間を長くしてゆくのがよいでしょう」

Q「マイカー通勤と電車通勤も運動量に差が出ますね？」

A「ええ、マイカーをやめ、電車を利用し、通勤途上での歩行時間をできるだけ長くするなどの工夫が必要です。自宅と最寄駅の間を回り道して歩いたり、

電車の一駅間を歩くなどの努力をするのがよいでしょう」

　「運動療法」というと「療法」という言葉に囚われて、「ジムで頑張らねばなりませんか？」という質問をよく受けます。週1回くらいジムに通うよりも、日々の生活の中でコツコツ歩行時間を増やしたり、エスカレーターやエレベーターを使わず階段を昇降する習慣を続ける方が効果的です。

　自分自身で実践する日々の食事と運動の努力で驚くほど糖尿病を改善させた方は珍しくありません。食事と運動の努力で検査成績が改善しなければ、その努力だけでは駄目であることを理解し、医師による適切な薬物治療を受けましょう。

H 高血圧症の食事療法

　生活習慣病のうちで、高血圧症は最も頻度が高い身近な病気です。ほとんどの人は、高血圧は脳卒中につながる怖い病気であると何となくわかっています。ところが、一般的には血圧が相当高くなっても症状がないことが多いため、高血圧の対処が怠りがち、遅れがちです。しかし、高血圧に対する正しい知識を持ち、実際に高血圧になった場合に適正に対処してゆくことは、生活習慣病の最終点である脳梗塞や心筋梗塞による死亡、またはそれが原因となる"寝たきり"を未然に防ぐために重要です。

　適正な対処とは高血圧の程度に応じた対応です。高度の高血圧に対しては、本人の好むと好まざるにかかわらず、降圧剤の服用が必須です。一方、高血圧傾向、または軽度の高血圧に対しては、他の生活習慣病同様に、食事の注意と運動によって改善できる余地は充分あります。

　本書は「食」についての知識を提供することを目的としています。生活習慣病の中でも高血圧症の場合、食事の注意と高血圧の原因が関連する部分が大です。従って、高血圧の原因を知り、それを理解した上で食事の注意を考えてゆくことが望ましく思われます。

(1) 高血圧症の原因

　高血圧症の原因は極めて複雑で、とても一言で説明できるようなものではありません。食塩の摂り過ぎや肥満で血圧が上昇することがわかっていますので、まず悪しき生活習慣が関与することは疑いの余地がありません。しかし、同じような生活習慣でも、高血圧になったりならなかったりすることもよくありますので、体質、つまり遺伝が関与していることも間違いありません。

Q「高血圧の原因は複雑で難しいのですね？」

A「そうです。高血圧症は、高血圧になりやすい体質（血圧上昇につながる複

H章　高血圧症の食事療法　　143

数の遺伝子）を持っている素地の上に、不適切な生活習慣が積み重なって発症すると考えられます。これを図H-1に示します」

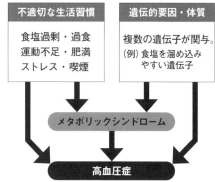

[図H-1] 高血圧症の成因

🇶「不適切な生活習慣はすべて、メタボリックシンドローム（メタボ）につながってゆくものですね。やはりメタボ状態になってから高血圧症が発症してゆくのですか？」

🇦「30年以上前では、現在のようにメタボ状態の人はそれほど多くなく、それでも高血圧症の人はいました。このようなケースでは食塩の極端な摂り過ぎと体質（遺伝的）素因が関与して高血圧症が発症していたのでしょう。一方、現在では多くの場合、過栄養・運動不足が内臓脂肪の蓄積を生み出し、そこからメタボが引き起こされ、遺伝的素因のある人に高血圧症が発症してゆくと考えられます」

🇶「メタボを生む生活習慣だけではなく、遺伝的要因も充分考えられるのですね？」

🇦「ええ、間違いなく多数の遺伝子が関与するようです。個々の遺伝子は、はっきりしない面が多いですが、食塩を体に溜め込みやすい遺伝子等、納得できる遺伝子もあります。それらが積み重なって高血圧の発症につながるようです」

　日本人の食塩摂取量は、欧米人に比べて多いようです。ところが同じだけ食塩を多く摂っても血圧が上がりやすい人と、上がらない人がいます。体質の差としかいいようがありません。遺伝的素因の上に、食塩量や栄養過剰・運動不足が重なって高血圧が発症することは間違いないようです。

体質（遺伝的素因）は変えられませんが、生活習慣は努力によって変えられます。ここに高血圧症対策における食事療法の重要性があります。

(2) 高血圧症の対処

Q「高血圧になると何か自覚症状が出ますか？」

A「ほとんど場合、血圧が相当高くなっても症状が出ません。時には後頭部が重く感じる、鈍く痛む、頭から肩にかけて凝る感じがすることがあります。しかし血圧が高くても、症状を自覚することは、むしろ稀であることをわかっておかねばなりません」

Q「症状の有無と関係なく、高血圧症の診断は血圧の測定によるのですね。どのくらいの血圧値で高血圧症の診断になりますか？」

A「診察室でイスに座って自然な姿勢で、かつ気持ちを平静にして測定した時の血圧で診断します。この状態で測って、上が110〜130台で、下が70〜80台であれば一応正常、上が140、または下が90以上であれば高血圧症の可能性があると考えられます」

> （注）メタボ健診での血圧基準値は、130／85となっています。メタボ判定では厳しい基準値が設定されています。

　血圧値は測る時の状態で変わるものです。一度の測定で高血圧と判断するのではなく、日を改めて測り、やはり高ければ高血圧症と診断します。また、血圧は一日のなかで測る時間帯、その時の肉体的、精神的状況などによって、いつも変化しています。日中変動の時間帯としては一般に、朝起床後30分以内が最も高く、時間と共に本来のその人の血圧に落ち着いてゆきます。仕事で上司からガミガミ言われ、カッカして測った場合や、診療所に急いで駆け込んですぐに測った場合などは高かったりします。一方、ジムで汗を流した後測ったら、低かったりします。

Q「適正な状態で、何回か血圧測定をしてから高血圧症の診断になるのです

H章　高血圧症の食事療法　　145

ね？」

Ⓐ「その通りです」

Ⓠ「実際にはどの程度の血圧値で服薬治療が必要ですか？」

Ⓐ「個々の患者の状態で対処が異なり、一概に決められません。例えば糖尿病や高脂血症が併存していれば、血圧値はそれほど高くなくても服薬した方がよいということになります。医師の指導に任せるべきです」

Ⓠ「服薬の前に自分で努力すべきことがありますか？」

Ⓐ「ええ。誰でも服薬は嫌なものです。服薬スタートの前に、次の4つは必ず努力してみましょう。それで服薬を回避できることが多々あります」

　自分自身ですべきことの第1は、食塩の摂取制限です。家庭の味付けを薄味にすると共に、漬物、梅干し、塩鮭、たらこなど、誰でもわかっている塩分の多い食品は控えましょう。食塩制限については本章（高血圧症の食事療法）の最重要点になりますので、項を改めます。

　第2は減量です。「あぁ、わかっています。運動して減量ですね」という人が多いようです。運動のみによる減量には限度があり、食事量を減らす必要があります。第3は運動です。運動自体に血圧を下げる効果があります。また、減量のためにも運動が必須です。ウォーキングや軽いジョギングをコツコツ続けることです。1週間に1度だけ、ジムに行って強い運動をするよりも、通勤途上で歩行時間を増やすなどの日々の努力の方が効果が高いようです。第4は禁煙です。喫煙は血管を収縮させ、血圧を上昇させます。

　軽度の高血圧は、服薬なしで生活習慣の改善のみで、血圧が正常になることが充分ありえます。上記の努力で中心となるのは減塩と減量です。とりわけ食塩の摂取制限は重要です。食塩そのものを食べるわけではありません。食事に含まれる食塩の制限ですので、食事面の努力ということになります。従って次項で高血圧症の食事の注意を述べることにします。

(3) 高血圧症の食事療法

❷ 食事療法の基本

　高血圧症になりやすい生活習慣として、食塩の過剰摂取、肥満、運動不足、喫煙などが挙げられます。中でも、食塩は高血圧と因果関係が最もよく調べられ、世界的にも高血圧症への関与が認められている因子です。日本人は遺伝的にも食塩によって血圧が上がりやすい民族です。その上に他国の国民よりも食塩摂取量が多いようです。そこで食塩を摂り過ぎないようにすることが、高血圧症の食事療法の基本となります。

　また、肥満は血圧の上昇につながります。高血圧を持つ肥満の人は、減量することで血圧は下がります。減量を図るためには運動によって食べた分を消費することも必要ですが、食事量を減らすことも大切です。運動のみでは摂取カロリーの過剰分を消費することはなかなかできないことが多いようです。減量のためには食事内容よりもトータルの摂取カロリーを減らすことです。

　従って、高血圧症の食事療法の基本は、減塩と減量の対処ということになります。減量は他の生活習慣病の予防と同じですので、ここでは高血圧に特に関連する食塩摂取の注意について述べてゆくことにします。

❸ 減塩のための食事療法の実際

　日本人の平均的食塩摂取量は、1日11〜12gです。高血圧対策を考えた場合は、これはかなり多い量になります。

Q「高血圧対策を考える場合は、1日どのくらいの食塩摂取量にすればよいのですか？」

A「高血圧症治療のガイドラインには1日6g以内にするとされています。しかしこの食塩制限はかなり厳しいものです。これが無理でも、せめて9g以内になるように努力すべきです」

Q「食塩は、既製食品や、調理された食事の中に含まれていますので、日々の

食事で自分がどの程度摂取しているのか、よくわかりません」

Ａ「そうですね。何となく塩辛い物が好きでたくさん食しているから食塩摂取が
　多いかもしれないという程度しかわからないですよね」

Ｑ「食塩摂取を制限する必要がある場合、日頃どのくらいの食塩を摂っている
　かをまず知りたいです。それがわかればどのくらいの程度の努力が必要か、
　目途が立つのでは？」

Ａ「その通りですね。病院や診療所では、採尿してその尿を分析すると、おお
　よその1日食塩摂取量がわかります。また、食塩摂取制限の努力前と努力
　後に測れば、自分の食塩制限の努力の成果もわかります」

Ｑ「では次に、実際に減塩してゆく上で、どのように食事について注意してゆ
　けばよいのでしょうか？」

Ａ「本章の根本的なところにやっと到達しました。表H-1に減塩のための食事
　の工夫をまとめます」

　食事における減塩対策としての表H-1で、まず①は誰でもわかると思い
ます。塩分を少なく料理した場合、味が薄くなると美味しく感じられなくな
ります。それをカバーするために酸味のあるものや香辛料を使うことです。

　②塩分の摂取ですが、調味料として用いる食塩からの摂取がかなり多
いようです。また和食の場合、調味料としては醤油から食塩を摂り入れて
いる量が多いのが実情です。副食に2品以上用意する場合は醤油味の
副食は1品とし、醤油味の副食が重ならないようにしましょう。

　次に、塩分を多く含む食品を挙げています。味噌汁から塩辛までの既
製食品は日本の食卓の定番で、誰でも塩分が多いとわかると思います。練
り物や肉の加工品も塩分が多いので、これらの食品の摂取過剰に要注意
です。

　野菜や果物に多く含まれるカリウムは、食塩のナトリウムの排泄を促進す
る働きがあります。食塩の摂り過ぎの心配のある場合は、同時に野菜や果
物を摂ることが望まれます。

［表H-1］ 減塩のための食事の工夫

①調味料
* 食卓に醤油、ソース、塩などの調味料を置かない。手近なところに置くと、ついつい使用量が多くなる
* 塩分入りの調味料の代わりに、レモン、すだち、ごま油、オリーブオイルなどの風味のあるものや香辛料を使って、味が薄くならないように工夫する

②調理食品と既製食品
* 調理する副食は、醤油味のものを重ねないようにする
* 塩分を多く含む食品を摂り過ぎないようにする
  味噌汁、塩鮭、たらこ、魚の干物、たくあん、梅干し、塩辛、練り物
  （かまぼこやちくわなど）、肉の加工食品（ソーセージ、ハム、ベーコン）
* 塩分の多い食品を摂る場合は、カリウムが多く含まれる野菜や果物を多く摂るようにする

③麺類のスープ（ラーメンやうどんの汁）は残す

④食事の全体量を控える（健康によい食品でも、量が多いと塩分とカロリーの過多になる）

　③うどんやラーメンの汁は塩水みたいなものです。かなりの量の食塩が入っています。多い場合は、1食で6g以上もあります。汁は残しましょう。
　④は言うまでもないことです。

● 外食の食塩含有量

　自宅で料理する食事については前項の注意に従って、ある程度の食塩制限は自身や家族の努力で可能となります。一方、外食の場合は意のままになりません。外食の料理にはどの程度の食塩が含まれているかを知り、できるだけ含まれる食塩の量の少ないメニューを選ぶことくらいしか対策はありません。月に1回くらいの外食なら気にすることもないでしょうが、単身赴任で外食が多い人の場合は、この点についての知識を持ち、気を付ける必要があるでしょう。表H-2に代表的な外食のメニューの含有食塩量を記載しておきます。

　外食に関連して、お酒を飲む場合のおつまみにも注意が必要です。一

H章　高血圧症の食事療法　　149

[表H-2] いろいろな外食メニューの食塩量

メニュー	食塩量（g）	メニュー	食塩量（g）
牛丼セット	7〜7.5	カレーライス	3〜4
かつ丼セット	6〜6.5	ミックスサンド	3〜4
焼き魚定食	5〜5.5	ハンバーガー	2.5〜3
しょう油ラーメン	7〜7.5	お好み焼き	2〜3
きつねうどん	6.5〜5	こんぶおにぎり	1〜1.5
冷やし中華	5〜5.5	カップ麺	5〜5.5
かけそば	4.5〜5	インスタントラーメン	5〜5.5

般的に言って、おつまみには塩分を多く含むものが多いからです。シシャモなどの小魚、燻製やチーズなどの乳製品、ソーセージやベーコンなどの加工肉食品には塩分が多いことを意識しておきましょう。

❹ 食塩以外の食品の注意

コーヒーや緑茶の主成分であるカフェインには、血圧を上げる作用があります。ストレスでイライラしている時は交感神経の働きが亢進しており、血圧が高くなっています。このような際、コーヒーを続けて何杯も飲むことはよくありません。

❺ 血圧が高めの人の特定保健用食品

高血圧症対策として、積極的に摂取することが勧められる食品は特にありません。敢えて言えば、表H-1で述べているような、カリウムを多く含む食品くらいですが、降圧力として強くありません。

一方、天然の食材からの食品ではなく、『特定保健用食品』として販売されているものの中には血圧を少し下げてくれるものがあります。

Q 「『特定健康用食品』とは、何か特別の健康食品のことですか？」

A 「健康食品には国（厚労省）が、健康効果を確認したものではない、単なる

健康食品と、厚労省が健康の保持・増進効果を確認した"特定保健用食品"、いわゆる"トクホ"と略して呼ばれるものがあります。2つの種類の健康食品についてはP. 157のコラムで詳しく述べます」

Q「高血圧によい健康食品があるのですか？」

A「ええ、健康食品のうちの"トクホ"のなかに"血圧が高めの方に適する食品"がいくつかあるのです」

Q「そのトクホ健康食品で血圧が下がるのですか？」

A「少しは下がりますが、降圧作用はマイルドです。医師が降圧剤の服用を必要とすると判断した高血圧症の方には適当ではありません」

Q「それではどのような使い道があるのですか？」

A「血圧が一応正常範囲だが、正常上限ギリギリ、または少しオーバーする程度、つまり血圧高めの人で、まだ降圧剤を服用するほどでもない人に適しています。減塩、減量、運動努力と併せて利用するのがよいでしょう」

Q「どのようなトクホ商品があるのですか？」

A「主として3種類です。1つはペプチド食品（かつお節オリゴペプチドやラクトトリペプチドなど）で、2つ目は杜仲茶（杜仲葉配糖体）で、もう1つは酢を含む食品です」

Q「どのような作用で、血圧を少し下げるのかわかっているのですか？」

A「ペプチドや杜仲茶はそれなりに降圧メカニズムがわかっています」

　トクホ食品のペプチドの降圧作用については、その理解が少し難しくなります。高血圧の原因として、メタボを最初に述べました。メタボになると内臓脂肪が増え、そこから血圧を上昇させるホルモン様蛋白質の原料が不必要にどんどん作られます（P. 153、P. 156参照）。この蛋白質が別の部位で作られる酵素によって活性化されて、昇圧物質として働き、血圧の上昇につながります。「トクホ」食品のペプチドはこの酵素の働きを阻害して、昇圧物質の産生を抑制するため、血圧上昇を抑えるのです。

　また杜仲茶は、副交感神経を刺激します。交感神経は血管を収縮させ

血圧を上昇させますが、副交感神経は逆に血管を拡げ、血圧低下に働きます。

　以上のように、高血圧症用のトクホ食品はメカニズムが医学的によくわかっている食品です。その点はけっこうなことですが、降圧作用は非常に緩やかです。はっきりした高血圧症に対してではなく、血圧が高めの人の健康のための食品に適しています。医者が処方する医薬品としての降圧剤の代わりにはなりません。

高血圧と食塩の関係についての教養アップ知識

　昨今、肥満症と診断される人は何と増えたことでしょう。でも体質的に肥満の人が増えたというだけではありません。それに伴って生活習慣病（糖尿病、高血圧症、高脂血症）も著増しています。

　さて、肥満は体の中に、必要以上の脂肪が溜まることです。肥満で溜まる脂肪は中性脂肪です。中性脂肪は貯蔵型のエネルギーで、大量のエネルギーが必要になった時、溜めておいた中性脂肪を引き出してエネルギーに使います。脂肪は皮下に皮下脂肪として溜まりますが、おなかのなかにも溜まります。このおなかに溜まる脂肪が、内臓脂肪として各種生活習慣病を発症させてゆくことになるのです。

❺内臓脂肪と高血圧、糖尿病などの生活習慣病発症の関係

Ｑ「脂肪は皮下に皮下脂肪として溜まるだけでなく、体のあちこちに溜まるのですね？」

Ａ「ええ、体に蓄積する脂肪には、からだ全体の皮下に溜まる皮下脂肪と、おなかの中（腸と腸の間）に溜まる内臓脂肪の2つのタイプがあります」

Ｑ「2つのタイプということは、同じ中性脂肪が溜まるのにも何か違いがあるのですね？」

Ａ「同じ脂肪でも内臓脂肪は、糖尿病、高脂血症、高血圧症と密接に関係する危険な脂肪であることがわかってきました」

脂肪はエネルギーの定期預金みたいなものですが、脂肪組織は単に脂肪を蓄える倉庫の働きをしているだけではないのです。脂肪組織は血圧を上昇させるように働いたり、糖や脂質の代謝に働くホルモンのような調節物質を多数作っていることがわかってきました。そして、この調節物質には善玉と悪玉があります。脂肪組織のうちでも内臓脂肪組織に脂肪が溜まり過ぎると、善玉調節物質の産生が低下し、逆に悪玉調節物質がたくさん作られるという異常が起こ

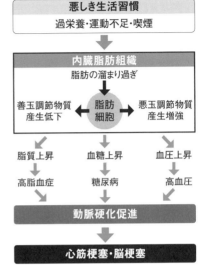

[図H-2] 内臓脂肪が諸悪の根源

ります。悪玉調節物質がたくさん作られると、血圧が上昇したり、血糖値、中性脂肪などの血中脂質値が高くなったりするのです。さらに進行して高血圧症、糖尿病、高脂血症になると、これらはいずれも協調して動脈硬化を促進させ、最終的には致死的な心筋梗塞や脳梗塞の発症につながってゆきます。悪しき生活習慣から、心筋梗塞・脳梗塞に至るプロセスを、図H-2に示します。これがメタボの本態で、溜まり過ぎた内臓脂肪が諸悪の根源となるのです。さて、それでは悪玉調節物質とはどのようなものか、その典型的な例を「食塩と高血圧」として解説してゆきます。

❺食塩と高血圧の関係

高血圧の原因は、遺伝や環境（塩分、ストレス）などいろいろありますが、最大の元凶は塩分の過剰摂取です。この点については本章の前半で十分述べてきました。塩分とはNaCl（塩化ナトリウム）、つまりナトリウムのことです。でもナトリウムがなければ生きてゆけません。ここで高血圧と塩の関

係についての教養を深めて頂きましょう。

🇶「私達が生きてゆく上で必須の塩分を摂り過ぎて高血圧になるのですね？」

🇦「そうです。必要以上に摂取して、体に溜め込み過ぎるからよくないのです」

🇶「前半では、内臓脂肪が高血圧を発症させるということでした。体に塩分を溜め込み過ぎるということと、内臓脂肪の蓄積は関係があるのですか？」

🇦「ええ、大いに関係します。生物の進化からゆっくり、じっくり学んで頂きましょう。"生物の進化なんて"と思われるかもしれませんが、徐々に関係が明らかになってゆきます」

[表H-3] 地球誕生と生物の進化の歴史

46億年前	地球誕生
35億年前	光合成をするバクテリアが生まれる
22億年前	細胞核を持つ真核生物が生まれる
5億年前	魚類が出現
4億年前	両生類が出現し、陸に上がる（陸生動物）
3億年前	最初の哺乳類が登場
10〜20万年前	人類（ホモ・サピエンス）誕生
20〜30年前	メタボ時代が始まる

　生物の進化を表H-3に示します。地球が生まれたのは46億年前で、最初の原子生命体が現われたのが、35億年前です。当初生物は海で生まれ、海で進化してきました。約3〜4億年前に一部の生物は海から陸に進出しました。海生動物は海水とほぼ同じ体液組成になっていました。海のなかでは、"海水（ナトリウム）を吸っては吐き出す"をくり返して塩分のナトリウムを一定濃度に維持していました。陸に上がるということは、生物にとって大事件です。海水から取り入れていた塩分は、海岸からどんどん内陸深くに向かってゆくにつれ、容易に取り入れられなくなるからです。体液のナトリウムを海水と同じ組成で維持するために、生物は体からナトリウムが外へ出ていくのを極力抑えるシステムを進化の過程で作り出したのです。

それが腎臓のナトリウムのリサイクルシステムです。これは陸上生活で塩分（ナトリウム）を充分摂れない時に、ナトリウムを腎臓から尿として体外へ流出するのを抑え、リサイクルするシステムなのです。このシステムの発達により、陸生動物がナトリウム不足の心配から解き放たれ、どんどん進化を遂げることができるようになりました。

Ｑ「なるほど、"海"は生命の母と言われる由縁ですね。海水のナトリウムの中で生まれた生物がナトリウムを必須にする理由がわかりました」

Ａ「海水を飲めなくなった陸生動物は、ナトリウムリサイクルシステムを発達させたのは進化の必然だったのです」

Ｑ「そのナトリウムリサイクルシステムが塩を溜め込むことに関与してゆくのですか？」

Ａ「そうなのです。しかし、システムが悪いのではなく、人間が悪いのです。話を続けましょう」

　生物は進化を続け人類が誕生しました。人類は、「火」を使うことを知り、調理の技を身につけ、塩の美味を覚え、製塩技術が進み、塩の入手が容易になりました。その結果、現代人は食塩を自分の欲望のままに過剰に摂取するようになりました。

Ｑ「好きなだけ塩を摂取したことだけで人類に高血圧が起こるようになったのですか？」

Ａ「いえいえ。そのような単純なことではありません」

Ｑ「そうでしょうね。まだ内臓脂肪の関わりも出てきていませんからね」

Ａ「ええ、ここからがこの話のクライマックスです」

　充分な塩分が食塩として入手できる状況では、ナトリウムリサイクルシステムをほとんど働かせずにしてゆけば、まだそれなりに食塩の罪は軽かった

H章　高血圧症の食事療法　155

のです。ところが、何億年という長い生物の歴史の中では、ほんの一瞬に過ぎないこの20〜30年間で事態は一変しました。好きな物を好きなだけ食べるという飽食の時代となり、内臓脂肪蓄積型肥満がこのわずか二十数年で急増することになりました。内臓脂肪が溜まり過ぎると、体の代謝に悪い作用を及ぼすさまざまな悪玉調節物質がたくさん産生され、高血圧、糖尿病などの生活習慣病リスクが軒並み高まることを前項で述べました。

Q 「もしかして内臓脂肪組織で、高血圧を引き起こす物質が産生されるのですか？」

A 「そうなのです。悪玉調節物質の1つとして高血圧を引き起こす物質が不必要に産生されるのです。そしてこの物質がナトリウムリサイクルシステムと関係してくるため、話がつながってゆくのです」

Q 「ナトリウムリサイクルシステムは、塩分欠乏状態になった時、腎臓から塩分が排泄されないようにするシステムでしたね」

A 「そうです。いくつかの物質の作用によってそのシステムが作動します。いくつかの物質としてホルモン様の蛋白質であったり、酵素であったりします。内臓肥満、つまりメタボになると、そのうちのホルモン様物質が内臓脂肪組織で大量に産生されるという異常事態が起こります」

　本来はその物質は、ナトリウム不足にならないようにすべく、体のナトリウムリサイクルシステムの必要性に応じて、肝臓や腎臓で作られるのです。ところが、内臓脂肪が溜まると、そこで体の必要性と無関係に、悪玉調節物質として異常な量の産生が起こるのです。

　さあ、そうなると体はどんなことになるでしょう。ナトリウムリサイクルシステムで働く物質が内臓脂肪でどんどん不必要に増産され、体にナトリウムが蓄積します。こんな状態で、美味を覚えた現代人が塩分を過剰に摂取しますと、体はもはや塩漬け状態となり、血圧が高い状態が続き、ひいては高血圧症が完成するのです。生命維持に必須のナトリウムを欠乏させない

ように発達してきたのが、ナトリウムリサイクルシステムです。そのシステムを働かせている上に、さらに必要以上にナトリウムを摂取する、なんと人類は愚かな道を歩むことになったことでしょう。

Q「なるほど。本質的にはナトリウムリサイクルシステムが悪いのではないですね？」

A「そうです。そのシステムの作動物質を不必要に産生させる内臓脂肪組織が悪いのです。その悪い脂肪組織を作るのは人間です。それに加えて、そのシステムを働かせ続けている上に、多量の塩分を余分に摂取する人間が悪いことを理解してくれましたか？」

Q「よくわかりました」

すべての生活習慣病のもととなる内臓脂肪の是正と、それに加えて高血圧症の場合は、特に食事で摂取する塩分の量を適正に調節することが大切なのです。

---

column

特定保健用食品（いわゆるトクホ）などの健康食品について

近年、我が国では健康志向の高まりに伴い、健康食品が巷に溢れています。新聞を拡げると、健康食品の広告を見ない日はないほどです。一見、薬のような形態のものから、食事の一部をなすような形態のものまで健康食品もさまざまです。すべて商品として売り出されるものですから、当然健康によいと謳っています。しかし、健康食品はその健康効果を保健機能食品として認められているものから、ただ単に製造元が健康効果を謳っているだけの一般食品でしかないものまでさまざまです。

H章 高血圧症の食事療法 157

また、保健機能食品にも3つのタイプがあり、一般の方にはその違いが充分理解されていないようです。健康食品は医薬品と異なり、医師の指示や指導ではなく自身の希望で購入するものです。その際、どの程度それぞれの健康食品の効果が医学的に認められているかを知らないうちに購入されているケースがほとんどです。効果が実際に感じられるか、自分で何となくよい気がするだけなのか、いずれにしても本人が満足すればそれでよいという考え方もあります。しかし、効果が充分ではないのに信じ込み過ぎて、本来の医療を受けないというようになれば問題です。

　そこで健康食品にはどのようなものがあるか、どのように利用してゆけば安全か、などについて述べておきます。

①特定保健用食品（通称トクホ）は、国が人での安全性と効果を審査し、消費者庁長官が健康の維持・増進に役立つ効果の表示を許可した食品。下図のマークがトクホのマークです。

②機能性表示食品は、事業者の責任で一定の科学的根拠に基づいた機能性を表示している食品。安全性と機能性は届けられているが、消費者庁長官から効果の表示の許可を受けたものではない。

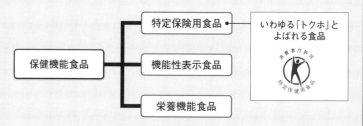

保健機能食品には、「整腸作用」を筆頭に、「コレステロール・中性脂肪の改善」「血糖値の改善」「血圧の改善」「骨の健康維持」などに効果を示す食品が多いようです

③栄養機能食品は、特定の栄養成分の補給のために利用される
　食品で、栄養成分の機能が表示されるもの。

　以上より、健康維持・増進に役立つ健康食品は主として前二者
が中心となります。両者の違いは、トクホ食品は多額の費用をかけ、
長期間に及ぶ臨床試験をした上で、消費者庁に届け出をして承認
されているものです。一方、機能性表示食品は、事業者の責任で
安全性と機能性の情報を消費者庁に届け出はしていますが、その
表示を承認されたものではないということです（但し、消費者庁は定
期的に各商品を買上げ、成分などのチェックを行っています）。

　さて、前二者の保健機能食品を、どのように利用するのがよいか
という点については、「血圧の高めの方に」や「血糖値の高めの方に」
という宣伝に示されるように、高血圧症や糖尿病などで、まだ医薬
品の対象にならない「患者未満」の方に適していると考えるべきでし
ょう。医師から、要治療と診断された場合は、健康食品にのみ頼
るのは適切ではありません。「医師にあれこれ指示されるのはイヤ！」
や、「薬を飲むのは副作用が怖いし、気が進まない！」などの素人
判断で医薬品を拒否し、健康食品にのみ頼るのはよくないと心得る
べきでしょう。

I　コレステロール値が高い人のための食事療法

　近年の食生活は、半世紀前に比べると様変わりしています。特に、最近の20年間はますますその傾向が強まり、その結果メタボリックシンドローム（メタボ）と、それに伴う生活習慣病（糖尿病、高血圧症、高脂血症、高尿酸血症）が著増してきました。生活習慣病の中でも多いのが、高脂血症です。高脂血症は、現在は脂質異常症と呼ばれるようになりましたが、悪玉（LDL）コレステロール値、または中性脂肪値が高いケースと、善玉コレステロールが低値のケースが含まれます。前2者の脂質異常症、つまり高コレステロール血症と高中性脂肪血症の2つの高脂血症は、原因も対処法も異なります。本章は高コレステロール血症に対して、次章は高中性脂肪血症に対して、別個に原因と対処法を述べてゆきます。

（1）コレステロールの本来の働き

Ｑ「そもそもコレステロールって体の中で何をしているのですか？ 体に必要なものですか？」

Ａ「必要性がとても高く、コレステロールがないと生命が成り立ちません」

Ｑ「私達の体のどこでどのように役立っているのですか？」

Ａ「私達の体は60兆個の細胞の集合体ですが、すべての細胞は一個一個、細胞膜で包まれています。コレステロールは細胞膜を構成する脂質の重要な一成分です。コレステロールがないと細胞膜が潰れて、細胞がとろけてしまいます」

Ｑ「とても重要ですね。コレステロールは他にも働きがありますか？」

Ａ「ホルモンの原料となります。副腎で作られる副腎皮質ホルモン（ステロイド）です。ステロイドホルモンは生命維持に必須のホルモンです。他に男性ホルモンも女性ホルモンもコレステロールから合成されます」

Ｑ「コレステロールは悪い面ばかり喧伝されるきらいがありますが、非常に重

要な脂質の一員なのですね。よくわかりました」

　コレステロールは体に必要欠くべからざる重要成分です。少な過ぎるの
はよくありません。でも健康状態で、極度のダイエットなどをすることなく、
普通の食生活をしている日本人では、コレステロールが少な過ぎることはほ
とんどありません。逆に、最近の20〜30年間の日本人の食生活の変化に
基づき、自分では普通と思っている日本人に、コレステロール高値の人が
急増しています。コレステロールには悪玉（LDL）と善玉（HDL）がありま
すが、一般にコレステロールが高いとして問題になるのは、悪玉（LDL）コ
レステロールの高値を意味します。

　生活習慣病のいずれもが動脈硬化を促進させ、その終着点として脳梗
塞や心筋梗塞を発症させます。動脈硬化の本態は血管にコレステロール
が溜まることですが、血液中に必要以上に悪玉（LDL）コレステロールが
多い状態が続くことにより起こります。その是正は脳梗塞・心筋梗塞予防
の起点となりますので、高LDLコレステロール血症の対処はとりわけ重要
なことになります。

(2) 悪玉コレステロールが高くなる原因

　血液検査でコレステロール値の結果を示された時に、次のような疑問が
よく生まれます。「コレステロールの多い食品を摂っていない私がコレステロ
ール値が高く、コレステロールの多い肉や卵料理をガバガバ食べている主
人のほうがコレステロール値が低いなんて、わけがわからない」などという
素朴な疑問です。一般の人にとっては、コレステロールはなじみが深い割に、
どうして血液中にコレステロールが高くなるのかは、理解しにくいようです。

Q「なぜ悪玉（LDL）コレステロールが多過ぎるという事態が起こるのですか？
　　コレステロールの多い食品の摂り過ぎだけが原因ではないのですか？」

A「ええ、血液中にLDLコレステロールが増えるのは、コレステロールを食事

Ⅰ章　コレステロール値が高い人のための食事療法　　161

で摂り過ぎたというような単純な原因だけではありません。まず知って頂きたいのは、体の中のコレステロールの大部分は食事で摂り入れたものではないことです」

[図I-1] 体内のコレステロールの由来

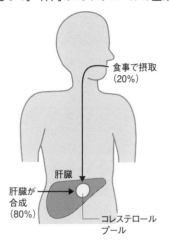

Q「それなら血液中のコレステロールは、どこからくるのですか？」

A「体の中のコレステロールの多くは肝臓で自分で合成して作り出したものなのです（図I-1)」

Q「肝臓は一からコレステロールを合成するのですか？」

A「肝臓は外から取り入れた三大栄養素（蛋白質、糖質、脂質）を使ってコレステロールを作ります。ですからコレステロールの豊富な食品を多く摂取しなくとも、蛋白質や糖分の摂り過ぎ、つまり食事量が多いことが原因でコレステロールの産生が高まり、高コレステロール血症になることもあるのです」

　食事で摂り入れた三大栄養素は、蛋白質がアミノ酸に、脂質は脂肪酸に、糖質はブドウ糖に腸で分解され、肝臓に運ばれます。分解産物は、肝臓でいろいろな用途に使われます。図I-2に示すように、それぞれの一部は"アセチルCoA"という物質に変換され、このアセチルCoAからさまざまな酵素によっていろいろな物質が作られるのです。そのうちの一つがコレステロールです。したがって蛋白質、糖質、脂質のいずれからも肝臓内で常にコレステロールが合成されています。肝臓は、食事で摂り入れる分の4倍の量のコレステロールを常時作っています（図I-1)。食事からは20％、肝臓で合成される分は80％で、まとめて肝臓のコレステロールプールに入れ、そこから全身にコレステロールが供給されます。

Q「なるほど、肝臓によるコレステロールの自己産生という、見えにくい部分があるため、LDLコレステロールの高値の原因は単純ではないですね」

A「血中のLDLコレステロール値が高くなる原因はまだ他にもあります」

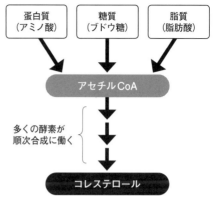

[図I-2] コレステロールの体内での合成

三大栄養素のいずれもコレステロール合成の原料となり、過剰摂取でコレステロール合成が増える

体の中のすべての細胞はコレステロールが必要です。コレステロールはLDLコレステロールの形で組織に供給されています。供給過剰分のLDLコレステロールは、肝臓へ還流します。LDLコレステロールが肝臓へ還流する際、肝臓（肝細胞）の表面にある関所を通過せねば戻れません。この関所がうまく働いてくれないと、還流障害が起こり、血中に多量のLDLコレステロールが溜まることになります。

血液中にLDLコレステロールが増えるのには、3つの大きな原因があります。1つは食事で摂り入れるコレステロールが多過ぎること、2つ目は肝臓での自己産生量が増加して、血液中へのLDLコレステロールの放出が過剰になることです。3つ目は、血液中から肝臓への還流障害です。この3つの原因のいずれによっても高LDLコレステロール血症が生じ、コレステロールが血管にたくさん溜まることになります。血管に溜まると動脈硬化を起こすことは本書でくり返し述べている通りです。

(3) 高コレステロール血症の対処

他の生活習慣病同様に、高コレステロール血症の対策としては、まず日常生活で食事と運動努力が必要であることは言うまでもありません。ここで

はコレステロール対策のポイントについて考えましょう。

❷ 食事面での努力

🅠「さて、高LDLコレステロール
　血症の対処として服薬治療を
　考える前に最初に努力すべき
　食事の注意点はどうでしょう
　か？」

[表I-1] 高コレステロール血症に
　　　　 対する食事面の努力

①コレステロールを豊富に含む食品を控える
②食事の全体量を抑える
③水溶性食物繊維をたくさん摂る

🅐「主に表I-1に挙げている3つの努力が大切かと思います」

🅠「まず①ですが、肉や卵にコレステロールが多いことはほとんどの人が知っ
　ています」

🅐「ええ。肉や卵には確かにコレステロールが多いですが、良質の蛋白質も多
　く含まれていますから、制限し過ぎるのもよくありません。ガバガバ食べ過
　ぎなければよしとすべきでしょう」

🅠「そうしたら食事でコレステロール摂取を控えるところがなくなりますが？」

🅐「いいえ、注意すべき所はあります。まずコレステロールの多い食品を知っ
　ておきましょう。表I-2に示します」

🅠「けっこういろいろな食品がありますね。卵は鶏卵だけでなく、魚の卵にもコ
　レステロールが多いのですね」

🅐「それから小魚の内臓にも多いですし、いか、たこ、えび、うになど鮨のネ
　タになるものにも多いのです」

🅠「でも毎日食べるわけではあり
　ませんが」

🅐「そうですね。毎日とはいわず
　とも、よく食べる食品で注意
　すべきものは乳製品と乳製品
　としての菓子です。チョコレー
　ト、ケーキ、アイスクリーム、

[表I-2] コレステロールの多い食品

①レバー（鶏や牛）、肉の脂身
②鶏卵、卵を使った食品
③乳製品（バター、チーズ）
④卵や牛乳を原料にした洋菓子
⑤魚卵（たらこ、かずのこ）
⑥小魚（内臓をまるごと食すもの）
⑦いか、たこ、えび、うに

クッキーなどの洋菓子は極力控えるべきものです」

　乳製品としては牛乳そのものの他に、ヨーグルトやバター、チーズがまず浮かびます。医師が「コレステロールの摂り過ぎに注意するため乳製品を控えましょう」と言うと、「牛乳やヨーグルトは摂らないほうがよいのですか？」という返事が返ってくることが多いようです。牛乳やヨーグルトは栄養面だけでなく、大きな健康増進作用があります。一定量は食べてその効果を活かすべきです。チョコレート、ケーキ、アイスクリームなどの牛乳と卵をふんだんに使った嗜好食品を控えると考えるべきでしょう。

Ｑ 「次に表I-1-②の食事の全体量ですが、摂取量をまんべんなく減らすことで効果がありますか？」

Ａ 「ええ、効果があります。時々食べるコレステロールの多い食品を控えるよりも、日々の食事摂取全体量を抑えるほうが効果が高いかもしれません」

Ｑ 「どうしてですか？」

Ａ 「図I-2に戻ってください。コレステロールは三大栄養素のすべてが分解された後、分解産物を原料として肝臓で産生されること、この肝臓産生分が大きいことは前述した通りです。ですから食事で摂取する三大栄養素をまんべんなく減らすと、肝臓でのコレステロール産生量が減ることになります」

　一般に生活習慣病の食事面の注意は、全体の食事摂取量の減少と、それぞれの生活習慣病を引き起こす食品の制限が主です。一般的には、積極的に摂取を勧める食品はあまりありません。上述の通り、高コレステロール血症の場合も、「また然り」ですが、1点だけ、摂取を勧める食品成分があります。

Ｑ 「高コレステロール血症に対して、摂取を勧める食品、または食品成分とは何でしょうか？」

I章　コレステロール値が高い人のための食事療法　　165

A「表I-1-③に述べているように、それは食物繊維です。腸内環境改善のC章で、食物繊維には水溶性と不溶性があると述べています。水溶性食物繊維には、コレステロール値を改善する効果が少しあります」

Q「水溶性食物繊維はどのような仕組みで、コレステロール値を改善させるのですか？」

A「食物繊維は消化されることはありません。そのまま便に出てゆきます。水溶性食物繊維はネバネバして粘着性があり、コレステロールを吸着して一緒に便に連れ出してくれるのです」

Q「つまり、コレステロールの摂取を制限するのと同じような効果が出るのですね」

A「その通りです」

　高コレステロール血症における食事面の注意としては、以上の3つの努力が挙げられます。水溶性食物繊維の効果については、P. 168の一口メモも参照して下さい。

ⓑ運動面での努力

Q「運動すればコレステロール値は低下しますか？」

A「人それぞれで効果は違いますが、一般的にいってまずコレステロール値は下がります」

Q「運動すればどうして血液中のコレステロールが下がるのですか？」

A「再び図I-2に戻ってください。肝臓のコレステロール合成は、3つの栄養素、とりわけ糖質（ブドウ糖）や脂質（脂肪酸）から起こります。ブドウ糖も脂肪酸も、運動エネルギー供与物質です。運動すればこれらの物質がエネルギー消費に回される分が多くなり、コレステロール合成分が減るからと考えられます」

　運動すればカロリー消費が上がります。三大栄養素の摂取で吸収する栄養分が運動エネルギーの利用に回されるため、コレステロール産生に回

る分が減少しますので、食事摂取制限と同じ効果が生まれます。

Q「食事と運動努力で実際に血中のコレステロール値は下がりますか？」

A「食事と運動の効果は人それぞれに現れ方が違いますが、中には驚くほどよく下がる人がいます。ですからまずは生活習慣の努力をすべきです」

Q「中にはよく下がる方がいるということは、それほど効果がない人もおられるということですか？」

A「残念ながらそのようです。大部分の人はLDLコレステロール値が下がっても30ぐらいでしょうか。ですから元々LDLコレステロール値が190〜200ぐらいある人の大部分は、食事と運動努力では安全域まで低下させることができないことが多いのです」

Q「大部分の人はどうして充分下がらないのでしょうか？」

A「肝臓での自己産生量が多いか、または血中から肝臓への還流障害によるもので、これはその人の体質というか、遺伝的なものと考えられます」

　LDLコレステロールが高値で食事と運動の努力で充分な低下が起こらない人は、LDLコレステロールを低下させるために、服薬治療を受けざるを得ません。現在最もよく使用される薬は、肝臓でのコレステロール産生を抑制するスタチンという薬です。図I-2の、コレステロール合成のいくつかの酵素のうちの1つに働きます。大部分の人は見事に血中のLDLコレステロール値が下がります。ところが中には元々非常に高値でスタチンという薬では充分下げられないケースもあります。この場合は、LDLコレステロールの肝臓への還流に働く関所に異常が起こっていると考えられます。その場合の対処ですが、遺伝子レベルで異常が解明されており、幸いなことに、関所の異常に対処できる新しい薬が2016年から使用できるようになっています。

I章　コレステロール値が高い人のための食事療法　167

一口メモ コレステロール高値の対策としての食物繊維摂取

　コレステロール値が高い人は、この20年ぐらいで著明に増えてきました。悪玉（LDL）コレステロールは130台までが一応の正常範囲です。180を超すと高脂血症（高コレステロール血症）として服薬治療対象となります。140〜160ぐらいの場合は、対処は状況次第です。糖尿病、または高血圧症に伴う場合は、やはり服薬治療対象です。一方、糖尿病も高血圧症もない方の場合は、この程度のコレステロール高値はまず食事と運動の努力で経過をみてもよいでしょう。食事面の努力については本章で説明している通りです。一般に中性脂肪高値に比べ、コレステロール高値の食事努力による是正は困難なことが多いようです。この場合、より積極的な対策として健康食品の利用がよいかもしれません。コレステロール値を下げることに働く健康食品の栄養素は食物繊維です。食事で摂ったコレステロールを包み込んで便に排出させる水溶性食物繊維は、P. 59〜P.60の一口メモに記載してあります。

　最近、食物繊維の有効成分である、「低分子アルギン酸ナトリウム」を食品に組み入れた健康食品が販売されています。アルギン酸は海藻に含まれる食物繊維の成分で、それを低分子化した食品です。トクホ食品として認められていますので安全性はもとより、ある程度の有効性（10〜20ぐらいの低下が見込める）が期待されます。一般的な運動食事努力と共にこれを利用するのが一案です。明らかなコレステロール高値で医師から要治療と診断されている場合は、このトクホ食品に頼っても充分な効果を望めません。

中性脂肪が高い人のための食事療法

コレステロールが多過ぎるとよくないことは誰でも知っています。それに対して、同じ脂質の仲間である中性脂肪にスポットが当たることは非常に少ないようです。しかし、コレステロールは正常でも、中性脂肪が多いこともやはり、高脂血症（現在は正式には脂質異常症）となります。それは、中性脂肪が多いと動脈硬化が促進され、心筋梗塞や脳梗塞のリスクが高まるためで、中性脂肪高値は治療対象の立派な病気になります。どのような原因で中性脂肪が血液中に増えるのか、どう対処するのかについて本章で述べてゆくことにします。

(1) 中性脂肪が高値となる原因

血液中の中性脂肪がどのようにして高くなるかを知るために、体の中での中性脂肪の流れを理解する必要があります。糖質、蛋白質と共に脂質は三大栄養素ですが、食事で脂質として摂取する大部分は、この中性脂肪です。

図J-1に、体の中での中性脂肪の流れを示します。食事で摂取された中性脂肪は小腸で吸収され、血流に入った後に肝臓に流入します。中性脂肪の一部は肝臓に残りますが、大部分は脂肪組織へ送られます。食事で肝臓に入ってくる中性脂肪が多いと、小腸から血流に入る中性脂肪が多くなります。また、肝臓から脂肪組織に向けて血液中に出てゆく中性脂肪も多くなり、2つの状態で血液中の中性脂肪高値となります。

Ⓠ「当然のことながら、中性脂肪は食品として脂肪をたくさん摂ると血液中に増えることになりますよね？」

Ⓐ「ええ、小腸から吸収された中性脂肪は血流中に入り、食後3時間ぐらいで血中の中性脂肪はピーク値に達します。普通は8時間ぐらいで元の低いレ

J章　中性脂肪が高い人のための食事療法　　169

[図 J-1] 中性脂肪の流れ

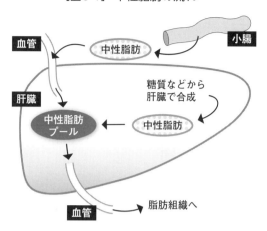

小腸から吸収された中性脂肪は血管を介し、肝臓に集められます。肝臓は食事由来の中性脂肪と、肝臓で糖質（アルコール）などから別途、新たに合成された中性脂肪を、中性脂肪プールに入れます。そのうち一部は肝臓に残し（これが多いと脂肪肝になります）、大部分は血管へ放出します。その分は血流にのって、脂肪組織に送られます

ベルに戻ります」

Q「それでは中性脂肪を測定するための採血のタイミングで数値は変わることになりますね？」

A「そうです。食後の中性脂肪のピーク値は、健診時のような空腹時の採血ではキャッチできません。実は、最近食後の中性脂肪高値が、心血管疾患につながる動脈硬化リスクを高めるということがわかり、大きな問題となってきています」

Q「それを見つけるためには採血のタイミングを検討しなければならないのでは？」

A「その通りです。今後、中性脂肪の検査のあり方が見直されてゆくことになるでしょう」

Q「では健診のような空腹時の採血で、中性脂肪が高いというのはどういうことですか？」

A「少しややこしいですが、次のように考えます」

空腹時の採血で中性脂肪が高値である理由は、2つのケースがあるようです。1つ目は、あまりにも食事での脂肪摂取が多い状態が長期に続いているため、空腹と食後の区別なく血液中の中性脂肪が多くなるケースです。次は2つ目のケースです。肝臓は中性脂肪を糖質（アルコールを含む）から合成しています。糖質摂取が過多になると、中性脂肪の合成が常時増えます。その合成の大部分は脂肪組織へ送られるため、再び血管に放出されます。血管への中性脂肪の放出は空腹時を含め、常時起こっていると思われます。肝臓での中性脂肪の合成が多いと、肝臓から放出される分が多くなり、空腹時も中性脂肪が高くなります。

Q「脂肪分をたくさん食べて血中の中性脂肪が高くなるのは当然かと思いますが、アルコールを飲み過ぎても中性脂肪が高くなると聞きます。本当ですか？もし本当ならなぜですか？」

A「肝臓は食事由来の中性脂肪を受け取るのとは別に、自前で中性脂肪を、一から合成します。その原料が食事の炭水化物（糖分）なのです。糖分にはアルコールも含まれます」

Q「ということは炭水化物をたくさん食べなくとも、アルコールを多量に飲むと、肝臓で中性脂肪がたくさん作られ、それが脂肪組織へ送られるべく血管へ放出されて、血中の中性脂肪高値になるというわけですか？」

A「その通りです」

　健診結果の説明の際、「あなたは中性脂肪が正常範囲を超えて、相当高値になっています」と言うと、「私は油っこい物をそんなにたくさん食べていませんが」という答えがよく返ってきます。脂肪の多い食品をたくさん食べて中性脂肪が血中に増えることは誰でもわかっていますが、脂肪以外の食品から中性脂肪高値になる場合のあることを知らない人が多いようです。よくあるのはアルコールや甘い物の摂取過多による中性脂肪高値です。ここにも中性脂肪高値に対する飲食面での注意の重要なポイン

トがあります（後述）。

(2) 高中性脂肪血症はなぜ悪いのか？

Q「生活習慣病はいずれも最終的には動脈硬化を引き起こし、動脈硬化の最終点が脳梗塞や心筋梗塞になるので怖いのでしたね？」

A「その通りです」

Q「動脈硬化は血管にコレステロールが溜まって起こるのでしたね？ 中性脂肪が血液中に多いとどのような弊害が出るのですか？」

A「中性脂肪自体は血管に溜まりませんので、動脈硬化の主犯になることはありません。しかし中性脂肪高値は、コレステロールよりももっと複雑な悪い病態を生み出します。これを図J-2に示します」

[図J-2] 高中性脂肪血症の影響

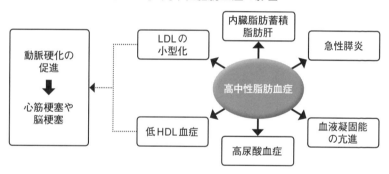

　図J-2を見ると、かなりいろいろな悪い影響が出ることがわかります。動脈硬化に直接関係しないものから、関連性の高いものまでさまざまです。まず、動脈硬化の形成に直接関係しない悪影響です。中性脂肪が非常に多いと大変恐ろしい急性膵炎になったり、血管の中で血液が固まりやすくなって血管が詰まるリスクが高まったりするため、コレステロールには見られない病気の原因になります。

　次に中性脂肪高値は、間接的に動脈硬化を促進させます。図J-2を見

てください。図の左の方に高中性脂肪血症が、LDLの小型化と低HDL
血症を引き起こすとなっています。

Q「メタボの診断基準では、HDLコレステロール、つまり善玉コレステロール
　　が少ないことも、脂質異常症になるのでしたね？」

A「そうです。中性脂肪が多いと、脂質代謝の関係から（詳しくは省略します）、
　　善玉（HDL）コレステロールが少なくなることが、連動して起こります。善
　　玉コレステロールが少ないと、過剰のコレステロールの回収が停滞し、血
　　管にコレステロールが溜まりやすくなります」

Q「LDLの小型化とは？」

A「中性脂肪が多いと悪玉（LDL）コレステロール粒子が小粒になります。小さ
　　くなるとやはり血管にもぐり込みやすくなり、動脈硬化が起こりやすくなるの
　　です」

　中性脂肪は直接血管壁に溜まりませんが、コレステロールの性状を動脈
硬化が起こりやすいパターンに変化させるのです。

(3) 高中性脂肪血症の対処

　中性脂肪高値も、コレステロール高値も共に高脂血症となりますが、両者の対処、とりわけ食事療法は大きく異なります。中性脂肪高値の対処は表J-1に示しますが、食事面の対処は**ⓑ**の3項目（①～③）と、**ⓒ**の2項目より成り立ちます。

[表J-1] 中性脂肪高値の対処

ⓐ糖尿病が併存すれば、糖尿病の厳重なコントロール
ⓑ食事面での注意と努力
①総摂取カロリーを見直す
②脂質摂取：脂質の摂取量と質
③糖質とアルコールを控える。甘い果物も注意
ⓒ積極的に摂取することが望ましい食品
①食物繊維
②青魚
ⓓ運動

J章　中性脂肪が高い人のための食事療法　　173

ⓐ併存する糖尿病の対処

　糖尿病はブドウ糖の代謝が適切にできず、高血糖をきたす病気です。糖尿病では、糖代謝の異常のみならず、しばしば脂質代謝の異常、とりわけ血中中性脂肪の高値が起こります。

🔲「どうして糖尿病では中性脂肪が高くなるのですか？」

🅰「J章の（1）でからだの中の中性脂肪の流れ（図J-1）を説明しましたね。中性脂肪は肝臓の中性脂肪プールから血流中へ放出されて脂肪組織に向かいますね。この時、中性脂肪は多数の分子が集合した粒子として移動します。中性脂肪の粒子は血中で、それを分解する酵素で分解を受け、分解されたもの（脂肪酸）が脂肪組織に送られ、そこで蓄積されます」

🔲「ややこしいことですが、血中で中性脂肪粒子が分解されることと糖尿病とどのような関係にあるのですか？」

🅰「中性脂肪粒子を分解する酵素の働きは、インスリンの作用に依存しています。糖尿病ではインスリン作用が低下しています」

🔲「そうしますと、糖尿病では中性脂肪粒子の分解が進まず、血中に停滞することになりますね。なるほど、それで糖尿病では中性脂肪が多い状態が続くことになるのですね」

　糖尿病ではインスリンホルモンの機能は低下しているため、インスリンの作用に依存した中性脂肪粒子の分解が低下します。そのため中性脂肪が血中に長く停滞してしまいます。糖尿病が血中の中性脂肪を高めるというよりも、本来、分解されて減少してゆくべき中性脂肪の処理が適切に作動しないため、高中性脂肪血症が起こるのです。ですから中性脂肪高値が、糖尿病と共に起こっていれば、糖尿病の適切な対処をしなければならないのです。

ⓑ食事面の注意と努力

いよいよ高中性脂肪血症における対策の本題、つまり中性脂肪高値の食事面での対処に入ります。

まず、表J-1-❺で、①総摂取カロリーを見直す必要があります。現状の摂取量を少し控えることです。運動によりカロリー消費を上げること（後述）と併せて、減量につながる程度の摂取カロリー制限の努力が必要です。

②次に脂質（脂肪）の摂取についてです。一般的には食事で摂るべきエネルギーは男性1500～2000kcal、女性1400～1800kcalで、そのうち20～25％を脂肪として摂るのが標準です。とはいえ、1800kcalの量も、20％の脂肪も、一般の人にはよくわかりません。現状の食事でまず総摂取カロリーを減らすことに加え、肉の脂身やラーメン（スープ）など、脂肪が多いと思う食品をできるだけ減らす気持ちで努力を始めればよいでしょう。

脂質の質についての知識も大切です。中性脂肪の成分となる脂肪酸にも多種類ありますが（P.116の一口メモ参照）、細かいことはあまりにも専門的で一般の方の知識には役立ちません。ここでは、次の理解だけでよいでしょう。脂肪酸のうちEPAやDHAは中性脂肪を低下させる効果があり、大いに摂取することが望まれます（❸で後述）。

③糖分やアルコールを控えることが非常に重要です。

血中の中性脂肪が高くなるのは、脂肪をたくさん摂取することだけが原因ではありません。糖分やアルコールの摂取過剰でも高値となることは（1）項で説明しました。従ってこれらの食品の摂取制限は必須です。とりわけ男性で、高中性脂肪高値のコントロールがうまくいかない場合、アルコールの飲み過ぎが原因のケースが珍しくありません。

また、一般的に「健康のためには野菜や果物を摂りましょう」と言われますが、中性脂肪高値の場合は果物の摂り過ぎはよくありません。果物は水菓子といわれるくらい、糖分をたくさん含んでいます。

❸ 積極的に摂取することが望ましい食品

生活習慣病の予防のための食事の注意は、そのほとんどが摂取制限と

なります。中性脂肪高値の対策も、「また然り」で、総摂取カロリー（食事量）の制限と、脂肪の多い食品と糖質を控えることになります。しかし、ここでも積極的に摂取が勧められる、つまり摂取によって中性脂肪を下げる効果を持つ食品があります。

🅠「摂取すれば中性脂肪を下げられる都合のよい食品があるのですか？」

🅐「ええ、あります。表J-1に示すように、食物繊維と青魚です」

🅠「まず、①の食物繊維ですが、食物繊維は、『血糖を下げる』や『コレステロール値を下げる』など、他にもいろいろ効果がありますね」

🅐「そうです。糖尿病と高コレステロール血症の食事療法で述べている通りです。中性脂肪を下げる効果もあるのです」

　食物繊維には食べ物の消化吸収スピードを抑えて、食後の血糖や中性脂肪の上昇を抑える働きがあります。この働きを利用するため、糖尿病の項で述べているように、食事の初めに、食物繊維を含む副食（野菜）を摂ることが望まれます。

　食物繊維のこの面の利点を活かした食品素材が、「トクホ食品」として認められています。「難消化性デキストリン」といいます。極めて安全性の高い、また効果も期待できる食品素材です（次頁の一口メモ参照）。日々の食事で野菜を充分摂れない方には、市販の難消化性デキストリンのサプリメントが役立つかもしれません。

🅠「②の青魚とはDHAやEPAのことですか？」

🅐「そうです。青魚に含まれるDHAやEPAは脳の活性化、または認知機能の低下予防にもよいということは広く知られています。本書でもF章で述べています。このDHAやEPAには、その作用とは別に、血中の中性脂肪を低下させる作用があります」

🅠「脳活性化効果と、血中の中性脂肪低下作用の2つは随分かけ離れていま

| 一口メモ | **難消化性デキストリンとは？** |

　トウモロコシのでんぷんから作られた、消化されない食物繊維です。とはいってもデキストリンなんて言葉は、何か異様なものと思われるかもしれませんので、もう少し丁寧に説明します。デキストリンとはブドウ糖がいくつも連なった物質のことで、でんぷんの仲間です。得体の知れないものではありません。トウモロコシのでんぷんを焙煎し、でんぷんの消化に働くアミラーゼ（ヒトの膵臓で作られる糖分の消化酵素）で分解し、そのうちの消化しにくい部分を取り出したものが、難消化性デキストリンです。原料はトウモロコシのでんぷんで、処理は人体でも働くアミラーゼという消化酵素ですので、すべて天然の素材と処理材で作られる安全な物質です。トウモロコシ由来の水溶性食物繊維と考えればよいでしょう。

　難消化性デキストリンは次の効果をもつことが確認されています。
①水溶性食物繊維として、腸内環境を改善する（整腸作用）
②糖分の吸収を遅延させ、食後の血糖上昇を鈍らせる
③中性脂肪の吸収を遅延させ、食後の中性脂肪の上昇を抑制する

　難消化性デキストリンの効果は十分確認されていますので、特定保健用食品（トクホ）として国からも認められ、そのもの自体のサプリメント、またはそれを混入したお茶などの製品に広く使用されています。

　すが、後者の中性脂肪抑制効果のメカニズムはわかっているのですか？」
Ａ「ええ、次に述べるように医学的には充分解明されています」

　図J-1に戻って以下の文章を読んでください。中性脂肪は食事で摂取

J章　中性脂肪が高い人のための食事療法　　177

される以外に、肝臓で糖質などから別途合成されます。DHAやEPAは1つ目の作用として、まず肝臓での中性脂肪の合成を抑制します。

中性脂肪は多数の分子が1つの粒子となって肝臓から血管に放出され、脂肪組織へ向かいます。この中性脂肪粒子は脂肪分解酵素によって脂肪酸が粒子から少しずつそぎ落とされ、分離した脂肪酸が脂肪組織に預けられます。DHAやEPAは、この脂肪分解酵素の働きを強めますので、血中から中性脂肪が早く消えてゆく、つまり中性脂肪高値を早く解消させるように働くのです。

このように、DHAやEPAは2つの作用によって、血中の中性脂肪値を低下させます。

❹運動

最後は運動による中性脂肪コントロールですが、これは糖尿病の運動療法と基本的に同じです。運動によって、体脂肪が燃焼されて中性脂肪が減りますし、運動でインスリンの働きを高めることによっても中性脂肪が下がります。また、善玉コレステロールが増えたりしますが、これも運動療法の優れた効果です。

運動の種類としては、ウォーキング、軽めのジョギングや、水泳などがよいとされています。体に十分に酸素を取り入れながら行う有酸素運動を継続していくことが大切です。詳しくは糖尿病の章を参照してください。

運動をスタートしたら、1回あたり20分以上続けるようにしましょう。運動開始直後は主要なエネルギー源として体内の糖が使われますが、20分ぐらいを境に、エネルギー源に占める脂肪の割合が増えてくるからです。中性脂肪コントロールのためには、脂肪を消費する、つまり20分以上の持続した運動がより効果的といえます。

❺対策のまとめ

高脂血症のうち、高コレステロール血症に比べて、高中性脂肪血症は

178　**第2部　生活習慣病の予防・改善のための食生活の注意**

生活習慣の努力によって改善しやすいようです。一昔前と比べ、最近の日本人の食事は高カロリー、高脂肪になっています。高脂肪食を制限することは当然です。しかし図J-1を見てわかりますように、脂肪以外に糖質などの過多によっても中性脂肪高値が生じます。アルコールや糖質（菓子などの甘い物も含む）の過飲食にも注意をすることを念頭におく必要があります。

Q「高脂肪食だけではなく、食べ過ぎないことが高中性脂肪血症に対処する第一歩となりますね」

A「ええ、それから本項でこまごまと記述していることについてもできるだけ努力して頂くことです」

Q「そのような飲食の注意と運動努力でかなり改善するものですか？」

A「本気で努力すれば相当改善します」

Q「それでもだめなら服薬治療ですか？」

A「そうなります。同じ高脂血症の治療でも、コレステロールを下げる薬と全く作用点が異なる薬を使います」

　軽度の高中性脂肪血症は自分の努力で、中等症の高値は自分の努力と服用治療でほとんどのケースで対処可能です。ところが、中性脂肪値が1000mg/dlを超える異常高値の人がいます。このような場合は、単に日常生活の注意と普通の服薬では改善しません。本人の生活習慣が悪いだけはなく、脂質代謝を制御しているいくつかの遺伝子のうちのいずれかの異常による可能性があります。専門病院でのそれなりの検討が必要となります。

J章　中性脂肪が高い人のための食事療法　　179

K 高尿酸血症の食事療法

　血液中の尿酸値が高い状態（尿酸値7.0mg/dl以上）が高尿酸血症です。放置すると、尿酸が関節内に流れ出て、結晶化し、強い関節痛が起こります。これが痛風です。

　高尿酸血症は糖尿病や高血圧症同様に、遺伝要因と環境要因が組み合わさって起こります。近年、生活習慣の欧米化に伴い、高尿酸血症を呈する人の数は急速に増加し、今や600万人以上と推定されています。短期間に遺伝要因が変化するとは考えにくく、生活習慣の変化、特に食事内容の変化が大きく関与していると推測されます。この生活習慣の変化は高尿酸血症だけではなく、他の生活習慣病（高血圧、高脂血症、糖尿病、肥満等）の要因にもなっていることは言うまでもありません。

　後述しますが、高尿酸血症は痛風として関節を傷害するだけでなく、内臓にさまざまな悪影響を及ぼします。痛風よりもむしろこれが大きな問題で、そのため高尿酸血症は是正しなければならないのです。本章は高尿酸血症への対処について述べることになりますが、その前にどうして高尿酸血症が起こるのかについて理解を深めて頂きましょう。

（1）高尿酸血症の原因

　尿酸は体の中でプリン体が分解されて生じますが、このことはほとんどの人は知っています。プリン体とはDNA、ATPのような核酸類似の構造をしたものです。いろいろな酵素が順々に働いてプリン体が代謝分解され、最終的に尿酸になります。ですからプリン体が体の中で増えれば尿酸がたくさんできることになります。ではプリン体はどこからくるのでしょうか？　体の中のプリン体の由来を図K-1にまとめます。

Q「まず外から摂り入れる食品に含まれますね。ビールやレバーなどに多いと

180　**第2部**　生活習慣病の予防・改善のための食生活の注意

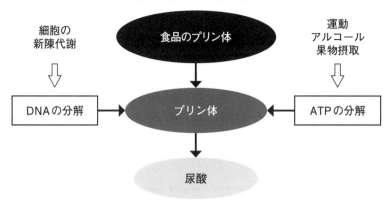

[図K-1] プリン体の由来

聞いていますが……」

A「そうです。でも体に溜まるプリン体は食品からのみではなく、体の核酸（DNA）、または核酸類似成分（ATP）の代謝分解からも生じます。人体の60兆個の細胞は絶えず新陳代謝を繰り返しています。古くなって壊れた細胞のDNAが分解され、そこからプリン体が生じます」

Q「DNAは何となくわかりますが、ATPとはどのようなものですか？」

A「ATPは細胞のエネルギー物質です。細胞はエネルギーを必要とする時、ATPを使って何か必要な作業をするのです。激しい運動をしてエネルギーをたくさん使った時は言うまでもなく、アルコールをたくさん飲んだ時もATPの消費が急に高まり、ATP分解産物としてプリン体が、平時より一時的に非常に多量に生じます」

Q「ところで食品からのプリン体ですが、ビール以外のアルコールも駄目なのですか？」

A「プリン体の少ないアルコールといえども、アルコール自体は体内で尿酸をたくさん作らせるため、高尿酸血症を引き起こします」

Q「ビールはプリン体の原料と、アルコールとしての性質によって二重によくないことになるのですね」

🅐「そうです。次に果物や果実ジュースですが、これを摂り過ぎるとATP消費が高まり、プリン体が多く作られます」

🅀「えっ、果物も高尿酸血症の原因になるのですか？」

🅐「果物はブドウ糖（グルコース）のみでなく、果糖（フルクトース）という糖を多く含みます。この果糖（フルクトース）の代謝で多量のATPが消費されるためです。また、果糖が多く含まれる清涼飲料水の多飲によっても、果実ジュースの多飲と同様にプリン体産生が上昇します」

このように、プリン体の豊富な食品そのものをたくさん摂らずとも、体内のプリン体はいろいろなことで増え、尿酸がたくさんできてしまうのです。

次に高尿酸血症が起こるすべての原因についてです。高尿酸血症をきたす原因は、図K-1に示すように、まず3つの経路からのプリン体の供給過剰です。しかし、原因はプリン体の過剰供給だけではありません。図K-2を見てください。尿酸は腎臓から尿に排泄されますが、アルコールは腎臓から尿への尿酸の排泄を抑制します。尿に排泄されにくくなれば当然血液中に溜まることになります。それから運動して大汗をかいたり、下痢で脱水状態になれば血液が濃縮されて、血中の尿酸濃度が上昇します。このように高尿酸血症の原因は実に多々あります。

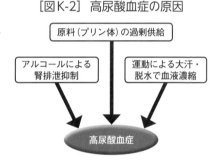

［図K-2］ 高尿酸血症の原因

(2) 高尿酸血症による弊害

高尿酸血症の弊害ですが、よく知られているのは痛風です。尿酸が関節に沈着することで起こります。痛みのよく出る関節は足の親指のつけ根ですが、足首、足の甲、膝、手首、肘などの関節にも出ます。

尿酸値7.0 mg/dl以上が高尿酸血症ですが、尿酸値が高くなるほど、痛風が出やすいとは限りません。6〜7 mg台でも、大酒を飲んだり、激しい運動で大汗をかいた後に、一時的に急に血中の尿酸レベルが高くなり、痛風発作が出やすくなります。それも突然に激痛が出ることが多々あります。

Q「本項の冒頭で、高尿酸血症は関節だけでなく、内臓にさまざまな悪影響が出るとのことでしたが、どのような弊害がどこに出るのですか？」

A「まず臓器としては腎臓です。腎機能の低下が無症状のうちに、じわりじわりと進行します。腎障害で尿酸の排泄は抑制されますので、両者は悪循環に陥ります」

Q「尿管結石になりやすいと聞いたことがありますが？」

A「そうです。腎臓から尿に多量の尿酸が排泄されますと、尿酸が結晶化して腎臓結石が生じやすくなります。腎臓から尿管に石が流れると尿管結石で、石が尿管につまると激しい痛みが出ます」

痛風も尿管結石も、派手な痛みは出ますが、痛みの対処は何とかなります。高尿酸血症の、より大きな問題は生活習慣病を悪化させることです。高尿酸血症は高血圧を起こしやすく、高血圧による腎障害の悪化と共に、腎臓への二重の悪影響が起こります。さらに高尿酸血症は高脂血症、糖尿病のいずれかに伴うことが多く、これらによる動脈硬化が高尿酸血症によって促進されます。腎臓を傷めること、動脈硬化を促進すること、この2つは特に症状を伴わず、体を徐々に蝕んでゆくため怖いのです。

(3) 高尿酸血症の対処

日常生活での注意により、人によっては高尿酸血症はかなり改善されます。もっとも体質（遺伝的素因）の問題もありますので、すべての人が自己努力で安全な状態まで改善できるわけではありません。しかしまず、表K-1の注意点について努力すべきです。

K章　高尿酸血症の食事療法　　183

［表 K-1］ 高尿酸血症に対する日々の注意

❶飲食の注意	①アルコールを控える	
	②プリン体の多い食品を控える	
	③体内でプリン体産生につながる食品を控える。 果実、果物ジュース、清涼飲料水等	
	④食事の全体量を抑える	
❷その他の注意	①水分をよく摂り、脱水を防ぐ	
	②過激な運動を控え、適度な有酸素運動をする	
	③ストレスをうまく処理する	

❶飲食における注意

🔲「飲食の注意点としては、やはりまずアルコール制限ですか？」

🅰「そうです。アルコールの制限などの努力を全くしないで薬に頼っても、薬の効果が弱いことがしばしばあります」

🔲「ビールだけが悪いのではないですね？」

🅰「ええ、ビールは原料のプリン体を提供するのに加えて、すべてのアルコールはATP分解を促進してプリン体の供給を増やします。かつアルコールは尿酸が尿へ排泄してゆくのを抑制します。アルコールが尿酸値を上げる理由はいろいろですね」

🔲「次に当然プリン体の多い食品は控えるべきですね。これはわかります」

🅰「表K-2に、プリン体を多く含む食品を挙げておきますが、ほとんどの食品は多かれ少なかれ、プリン体を含みます。特に多いもののみ控えることでよいでしょう」

🔲「美味しいものはプリン体を多く含むようですね？」

🅰「そうです。控えるのがつらい美味しい食品にプリン体が多いのです」

🔲「卵や牛乳にはないのですか？」

🅰「そうです。栄養食品の横綱のこの2品には含まれません。でもコレステロールは多いので、その点では摂取量は要注意です」

［表 K-2］ プリン体を多く含む食品

①肉類	牛肉、豚肉、鶏肉とそれぞれのレバー
②魚類	カツオ、マグロ、マス、サケ、アジ、イワシ、サンマを中心にすべての魚、タラコ
③貝・軟体動物	イカ、タコ、エビ、カニ、ウニ、カキ、アサリ
④野菜・豆類	ブロッコリー、ホウレン草、干し椎茸、納豆等

　プリン体は牛乳、鶏卵を除くほとんどの日常的食品に、多かれ少なかれ含まれます。プリン体を含む食品を制限すれば食べる物がなくなってしまいます。特に多い食品を控えること、比較的多い食品は毎日摂取しないというような注意でよいでしょう。プリン体が特に多い食品はレバー、エビ、カキ、イカ、カツオ、マグロ、マスなどです。表K-2のその他の食品は、毎日食することがなければ、神経質にならずともよいでしょう。

Q「最もビックリすることは、果物摂取です。果物は健康によいので普段からたくさん摂ればよいと思っていましたが、高尿酸血症の場合は摂り過ぎはよくないのですね？」

A「そうなのです。果物はブドウ糖とフルクトースという糖質を共に多く含みます。糖質のうちのブドウ糖ではない、フルクトースが尿酸値を上げることになるのです」

Q「清涼飲料水にも果汁が含まれていますから、スポーツの後の多飲もNGですね？」

A「その通りです。果物や清涼飲料水の摂り過ぎは高尿酸血症だけでなく、糖尿病の場合もよくないので一緒に覚えてください」

　プリン体の多い食品やアルコール、果物を制限しても、食事の全体量が多いとやはりよくないようです。プリン体はほとんどすべての食品に含まれますので、食事量が多いとプリン体の過剰摂取になります。また食事量の過多は肥満につながり、肥満はメタボ状態を生み出し、そこからも糖尿病・

K章　高尿酸血症の食事療法　　185

高血圧傾向と共に、尿酸高値が生じます。

❻その他の注意

[Q]「脱水を防ぐだけでなく、水分を充分に摂ることも必要ですね」

[A]「血液の濃縮を防ぐために、水分不足にならないようにすることです。また、尿量が多い方が尿酸が流れやすいし、また尿路結石もできにくくなります。過激な運動を控えることと、ストレスを溜め込まないことは生活習慣病をはじめ、すべての病気についての注意に共通です」

　表K-1に示すような"日々の努力"で尿酸の高値が改善しない人は、腎臓や血管への悪影響を未然に防ぐために、服薬を検討すべきでしょう。尿酸値9 mg/dlくらいで、「私は一度も痛風が出たことないから大丈夫」と言う人がいます。痛風が出る出ないの問題ではなく、もっと重大なことがあるのは本章の記述の通りです。

---

column

尿酸のミステリーから学ぶべきこと

　尿酸は不思議な物質です。尿酸が血中に増える原因は、肉などのプリン体の過剰摂取や、激しい運動後のATPの過剰消費によるプリン体の過剰産生などであることを本文で述べています。しかし、いつも肉を食べ、激しい運動をしていても、ヒトを含む霊長類以外の動物では、高尿酸血症が起こりません。アフリカのサバンナにいる肉食獣のチーターを例に挙げましょう。チーターは獲物の肉を常食にしますので、獲物を狩るため、全速力で走る激しい運動をします。しかし、尿酸が溜まり過ぎになることはありません。

ではどうしてヒトなどの霊長類だけに尿酸の溜まり過ぎが起こるのでしょうか？ それは尿酸の分解代謝が、霊長類とそれ以外の動物の間で異なるからです。プリン体が分解代謝されて尿酸になることは本文で述べています。プリン体の分解代謝はいくつもの酵素によってなされますが、尿酸までの代謝経路は

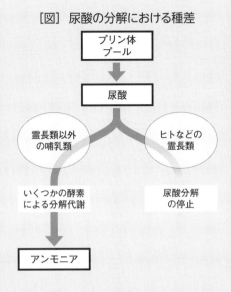

[図] 尿酸の分解における種差

ヒトを含むすべての動物で共通です。ところが尿酸から先の分解が動物で違っているのです。

霊長類以外の動物では、尿酸はさらに分解代謝されます（図）。まず尿酸はウリカーゼという酵素で分解され、さらにいくつかの酵素が働いて、最終的にはアンモニアになって体外へ出ていきます。ところが霊長類では尿酸を分解するウリカーゼという酵素が作られなくなっているのです。

そのため、溜まった尿酸は、尿酸の形で腎臓から尿へ排泄しなければなりません。肉をむさぼり、ビールを多飲し、激しい運動をしますと、尿酸が血液中にどっと増えますが、尿酸は速やかに酵素で分解されず、尿への排泄が追いつかないまま血液中に尿酸が溜まるのです。他の動物と違ってヒトでは尿酸が分解されないこと、これが尿酸のいくつかあるうちの最大のミステリーです。

ではなぜ、ヒトでは尿酸を分解する酵素がないのでしょうか？　生物の進化で動物が尿酸を分解する酵素を作り出してきたのに、ヒトはその進化の産物をなくしてしまうことは非常に不思議なことです。まだ明快な答えはありませんが、尿酸を分解させず、体に留めおく何らかの必然性があると考えざるを得ません。

　本書の最初のＡ章の「抗酸化食品」で、呼吸によって生じる活性酸素を処理することは健全な体を維持する上で、必須の作業であることを述べています。実は尿酸も活性酸素を処理できる抗酸化物質としての作用を持っているのです。ヒトでは大量に生じる活性酸素を処理するため、尿酸まで動員して抗酸化物質として活躍できるように、尿酸をすぐに分解せずに、ある程度常に溜めておくように仕組んでいると考えるのが１つの仮説です。

　霊長類で急速に発達した大脳の活動に必要なATPの量は他の動物に比べ、相当なものです。とりわけ、ヒトの脳の活動では大量のブドウ糖と酸素が消費されるため、多量の活性酸素が生じます。また、大量のATP利用によっても多量の活性酸素が生まれますが、その際ATP分解産物の尿酸もできます。この尿酸が活性酸素の消去に一役買って、脳を活性酸素の害から護るように仕組んでいるのかもしれません。

　難しいことはさておき、尿酸は程よくあってよい働きをしてくれる一方、多過ぎるといろいろな弊害が出ると考えられます。コレステロールがないと生命が成り立たないのに、多過ぎると血管に弊害が出てくるのと同じことです。ですから、尿酸を憎むことなく、高尿酸血症を引き起こすような悪しき生活習慣を改めることが大切であることを、"尿酸のミステリー"は教えてくれていると考えるべきでしょう。

第3部 各食品の含有栄養素とその健康への貢献能のまとめ

　第1部では、抗酸化作用、免疫増強作用、整腸作用など、健康増進作用があると考えられる食品についてまとめました。第2部では、食事面の努力が病気の管理に極めて重要となる生活習慣病において、食品摂取のあり方を中心に食事面の注意を述べました。

　全般的にいえることですが、ほとんどの健康食品は1つの効果だけを発揮するのではありません。例えば、ある食品が抗酸化食品として登場しても、その食品は抗酸化作用を通して免疫増強食品になり、さらには免疫増強作用を通して抗がん食品にもなります。つまり、1つの食品が第1部のA～Fの6つの章のあちこちに登場します。

　また、第1部と第2部にまたがり登場する食品も少なくありません。例えば、C章で述べる整腸作用を有す食品が、B章の免疫増強に働くと共に、全く別のメカニズムで、コレステロール値や血糖値を低下させ、第2部のI章やJ章の高脂血症、G章の糖尿病の改善に寄与する食品にもなるなど、1つの食品の健康効果が多岐にわたることもあります。

　従って、健康効果ごとに、または病気ごとに、そこで役立つ健康食品を紹介するのとは別のまとめ方として、1個1個の食品がトータル的にどのような健康作用を示すのかという情報も知っておきたいものです。そこで第3部では、食品ごとにそれぞれが持つすべての健康増進効果を整理して、各健康食品の栄養素とその健康効果の一覧表を作成しました。

　現在、健康食として最も医学的評価の高い食事形態が「地中海食」です。「地中海食」は本書で述べてきた、さまざまな健康増進食品を取り入れた食事形態になっています。これは、理想的な食事形態としてあるべき姿のモデルになっていると考え、最後に本書の締めくくりとして紹介しています。

（1）健康に役立つ食品と含有栄養素のまとめ

　本書で述べてきた健康に役立つ食材について、食材ごとの健康増進への貢献能を、以下の一覧表にまとめました。改めて表を見てみると、日常無意識に摂取している食品が、実に多くの健康効果を生む力を持っていることに驚かされます。それも、特別入手困難な食品ではなく、また取り立てて高価な食品でもなく、日々の普通の食品がほとんどです。この表の内容をしっかり読み取ることが、健康食生活に役立つという感が深くなります。

　すべての健康食材について、その含有栄養素がわかっています。これ

健康に役立つ食品と含有栄養素一覧表

A. 植物性食材		
食品	栄養素	健康効果
野菜・果物一般 (P. 19) ●表A-2にリストされる他に、ほとんどの食材に共通 **嗜好食品** (P. 19) ●赤ワイン、緑茶、コーヒー、チョコレート	**ポリフェノール** ●食品ごとに異なるポリフェノール **ビタミンC** ●ビタミンCについては本表D群参照	①抗酸化作用による生活習慣病、がん、老化の予防 ②免疫増強作用によるがん予防効果 ③認知機能保持効果
橙～赤色野菜 (P. 21) ●ニンジン、カボチャ、トマト等	**カロテノイド** ①βカロテン ②リコピン	抗酸化作用によるがん予防効果
オリーブオイル (P. 203) ●エキストラバージン	**ポリフェノール** (P. 19) ●ヒドロキシチロソール	抗酸化作用による抗動脈硬化作用と皮膚美白効果
	ポリフェノール (P. 19) ●オレオカンタール	認知症予防効果
	健康的脂肪酸 (P. 203) ●オレイン酸	HDLコレステロールを低下させることなく、LDLコレステロールを低下させる
ナッツ類 (P. 204) ●くるみ、アーモンド、マカダミアナッツ等	種々のポリフェノール	一般的な抗酸化作用
	メラトニン	①一般的な抗酸化作用 ②認知症予防効果
	健康的脂肪酸 ●リノレン酸 ●オレイン酸	血中コレステロール低下作用

190　第3部 各食品の含有栄養素とその健康への貢献能のまとめ

食品	栄養素	健康効果
アブラナ科野菜 (P. 75) ●ブロッコリー、カリフラワー、ワサビ、キャベツ、白菜、大根、蕪等	イソチオシアネート	野菜としてのポリフェノール作用に加え、イソチオシアネート独自の抗がん効果
ニンニク (P. 40、P. 75)	アリルシステインスルフォキシド	①免疫増強作用 ②抗がん作用
大豆 (後述の大豆加工食品を含む) ●納豆、豆腐	イソフラボン カルシウム ビタミンK	①抗酸化作用 (P. 19) ②乳がん予防効果 (P. 80) ③更年期障害予防効果 ④骨粗鬆症予防効果 (P. 93)
繊維の柔らかい野菜 (P. 55) ●ホウレン草、キャベツ、タマネギ、トマト、大根、ニンジン、カボチャ、イモ類、豆類 **各種果物、穀物 (大麦)** (P. 55、P. 61)	水溶性食物繊維	①整腸作用 (善玉菌のエサとなり、善玉菌を増やす) ②糖やコレステロールの吸収を緩やかにする作用 (P. 59)
繊維の固い野菜 (P. 55) ●ゴボウ、レンコン、トウモロコシ、イモ類、豆類 **穀物 (P. 55)** ●大麦、ヒエ、アワ、キビ	不溶性食物繊維	整腸作用 (便のかさを増やし、腸の動きを促進して便通をよくする)
きのこ類 (P. 40、P. 75)	βグルカン	①免疫増強作用 ②抗がん作用
海藻類 (P. 40、P. 75)	フコイダン	①免疫増強作用 ②抗がん作用
オリゴ糖に富む野菜 (P. 55) ●ネギ、タマネギ、ニンニク、アスパラガス等	オリゴ糖	整腸作用 (善玉菌を増やす)

B. 動物性食材

食品	栄養素	健康効果
高蛋白食品 (P. 196) ●肉、魚、卵、牛乳、乳製品等	蛋白質	体の元を作る
	アミノ酸 (ロイシン等)	筋肉蛋白質を作るために必須のアミノ酸
	アラキドン酸	脳機能保持効果

食品	栄養素	健康効果
赤色魚介類 (P. 21) ● サケ、エビ等	アスタキサンチン	抗酸化作用による生活習慣病、がん、老化の予防
青魚 (P. 110) ● サバ、アジ、イワシ、サンマ等	DHA、EPA	①抗動脈硬化作用 ②中性脂肪低下作用 ③脳機能保持効果

C. 加工食材

食品	栄養素	健康効果
発酵乳製品 (P. 55) ● ヨーグルト、チーズ	動物性乳酸菌	①整腸作用 ②発がんリスク低減作用 ③ピロリ菌減少作用 ④免疫増強作用 ⑤抗アレルギー作用
和製発酵食品 (P. 55) ● 味噌、納豆、ぬか漬け等	植物性乳酸菌	①整腸作用 ②免疫増強作用 ③精神的安定作用
大豆加工食品 ● 納豆、豆腐	イソフラボン	前述 (P. 191)

D. ミネラル・ビタミンに富む食材

食品	栄養素	健康効果
牛乳・乳製品 (P. 93)	カルシウム	骨粗鬆症予防効果
ビタミンCに富む食品 (P. 22) ● アセロラ、青汁、緑茶、焼きのり、ピーマン、柑橘系果物、イチゴ、キウイ、ブロッコリー	ビタミンC	①抗酸化作用 (生活習慣病やがんの予防) ②抗がん作用 ③認知症予防効果 ④免疫増強効果
ビタミンDに富む食品 (P. 93) ● 魚介類、きのこ類、牛乳、干し椎茸、レバー	ビタミンD	①骨の健康維持 ②動脈硬化の予防 ③がんの発症予防 ④認知症発症リスク低減 ⑤風邪、インフルエンザの感染予防
ビタミンKに富む食品 (P. 93) ● 納豆、ブロッコリー、ホウレン草、キャベツ、レタス	ビタミンK	骨密度を高める作用
葉酸に富む食品 (P. 110) ● ホウレン草、ブロッコリーアスパラガス	葉酸	認知機能保持効果 (ホモシステイン減弱による活性酸素産生抑制)

はP. 190～192の一覧表に記載している通りです。日々多忙な現代人は、食物として摂り入れなくとも、栄養素を薬のような形にパッキングして、それを服用すればよいのではないかと、都合よく考えるかもしれません。理論的にはその通りです。実際にそのような形にしたものが流通しており、それがサプリメントや健康食品です。

　では、特定の栄養素をパッケージしたサプリメントで天然食品による「食」の健康効果を代替できるでしょうか？　これについては問題点があります。

　ある栄養素を補充する場合、量が多ければ多いほどよいわけではないようです。一般的に、ある栄養素を天然の食物から摂取する場合は、摂り過ぎとなるほど、たくさん摂り入れることがないのが普通です。一方、サプリメントのような形にすれば、自然食品に含まれる量からは考えられないぐらいの量を投与できます。大量のβカロテンを、その抗酸化・抗がん作用を見込んで肺がん予防の目的でヘビースモーカーに投与したところ、肺がんのリスクは減少するどころか、逆に増加したという全く予期されない結果が出ています。ビタミンEでも同様な結果があり、ある栄養素の単独の過剰投与は、逆に健康被害をもたらすこともわかっているのです。なお、サプリメントの是非については、次のコラムで再度考えてください。

column

サプリメントの是非

　昨今、健康食品として錠剤やカプセル形のサプリメントが世に溢れています。辞書には、食品とは、「人が日常的に摂取する飲食物の総称」となっています。しかるに医薬品と同じような形態をしているのに食品と言われれば、何かイメージが違う感じがします。しかし機能性表示食品などと大きな文字で健康食品であることをレッテルで謳っているサプリメントの何と多くなってきたことでしょう。

本来、食事の本質は、必要なカロリーと栄養素をそろえた上で、味や香りを楽しんで美味しく食べることです。1980年代以降、健康志向の高まりと共に、さまざまな機能を持つ合成食品が開発されるようになりました。1990年代には医薬品まがいのカプセル型のサプリメントが、健康食品の一形態として登場し、年々その市場が拡大しています。いわゆる、「特定保健用食品」や「機能性表示食品」などです。これら2つのタイプの特殊な食品については、H章のコラム（P. 157）で詳しく説明しています。

　当初は、「特定保健用食品」（いわゆる"トクホ"）は、国が安全性と有効性を審査したもので、かつヨーグルトやお茶など、食品の一端をなすと納得できる形態の健康食品でした。ヨーグルトなどを中心に、日常の健康食として充分に認められ、普及しています。一方、2015年に制定された「機能性表示食品」は、国の審査を受けたわけではなく、企業責任で健康への働きを表示したもので、その多くは錠剤、カプセル型の健康食品です。次に一般的なサプリメントは、「特定保健用食品」はもとより、「機能性表示食品」のレッテルすら貼ることが認められていない錠剤やカプセル型の健康食品です。しかし、形の上ではサプリメントと「機能性表示食品」はほとんど同じですので、これら2つの健康食品の違いは複雑になってきました。

　ところでサプリメントや「機能性表示食品」は私達の食生活で健康にどのように貢献してくれるのでしょうか？　本来、サプリメントにしろ機能性表示食品」にしろ、これらは足りない栄養素を少し補うもの、栄養補助食品です。食事代わりの食品になるものではなく、薬のような効果を期待するものでもありません。さらに、錠剤やカプセルで、特定の成分を多量に摂ることが容易なため、過剰摂取となり、逆

に健康被害に陥ることもあります。

　従って、サプリメントの使用に際しては、新聞やテレビのコマーシャルの誇大広告に惑わされることなく、消費者側も正しい情報を取り入れ、賢明な選択が求められているのが現状です。

　健全な食生活は、主食、主菜、副菜を中心にバランスのよい食事をすることが基本で、その上でサプリメントは欠けた栄養素を補うということが本来の目的でしょう。それに、健全な生活のためにはなにより食事を楽しむことが大前提です。

　以上のことを総合的に考えますと、健康に役立つ「食」の知識は、次のようにまとめられるのではないでしょうか？

　①植物性食材には実にさまざまな栄養素が含まれています。それらの及ぼす健康効果は、抗酸化物質として生活習慣病、がん、老化、認知症、ロコモの対策になったり、食物繊維として腸内環境を整え、からだ全体の健康を促進するなど、ほぼすべてが健康増進に貢献します。

　植物性食材には、すべての野菜、果物、きのこ類、海藻類、殻物があります。これらを偏りなくまんべんに日常生活で摂取するのがよいでしょう。

　②植物性食材に比べ、動物性食材には、栄養素の数が限られています。しかし中には重要な、健康に役立つ栄養素があります。一般的に動物性食材は私達の体を作る蛋白質源となりますので非常に重要な栄養素であるというイメージが強いようです。それは間違いではありませんが、肉の摂り過ぎが健康によくないことがしばしば指摘されます。肉を摂り過ぎず、魚に変えるとか、肉を減らして野菜をしっかり摂るなどの指摘を受けることが多々あるのではないでしょうか？

　しばしば肉は「食」の快楽の対象として白眼視されるきらいがありますが、高齢者にとって重要な栄養素の供給源として大切になります。次頁のコラ

195

ムで、「肉」の摂取について考えるべきことをまとめてあります。

③加工食材のうちの発酵食品と大豆食品は、古くよりその健康効果が伝承されてきたものです。まず間違いなく、健康に貢献すると考えてよいものばかりです。

④最後のビタミン、ミネラルは体に必須な栄養素ですので、これを含む食品の健康効果は論を待たないでしょう。すべてのビタミンはそれぞれの健康効果を果たします。この中でとりわけ注目されるものはビタミンCを含む緑茶とビタミンDです。これらの多彩な健康効果は本書P.47とP.105のコラムにもまとめてあるところです。緑茶の健康効果は以前より、充分認められています。ビタミンDは2010年代に入り、抗老化ビタミンとして非常に注目され始めたビタミンです。

---

column

肉の摂取について

　年々健康意識が高まる一方、グルメ情報もますます増えています。美味しそうな肉料理などに食欲をそそられるのは普通ですが、欲望に任せて、好きなだけ食べてよいのでしょうか？何となく肉の食べ過ぎは健康によくないという気がしますので、ステーキや焼き肉といった肉料理の摂取、これを食欲と健康の両面から考えてみましょう。

(1) 牛肉や豚肉などの肉はいくらでも食べてよいのでしょうか？

　これに対しては、世界がん研究基金が膨大な調査結果に基づき、2007年に報告書を出しています。それによりますと、鶏肉を除く、牛、豚、羊などの赤身肉は大腸がんのリスクを高めるので、週500g以下にするようにと推奨されています。一般的な日本人は、鶏肉や卵で動物性の蛋白質をよく摂りますので、赤身肉を週500g以上取る

ことはほとんどないと思われます。よほど、ステーキやしゃぶしゃぶを連日食べることがなければ、量については気にすることはないでしょう。

(2) ハムやソーセージ、ベーコン、サラミなどの加工肉はどうですか？

　以前から加工肉については、量の多少に拘らず健康面から摂取を控えるべきとの報告があります。加工肉は「がんリスクを高める」という記事が、2015年10月27日のメジャーな新聞に載りました。新聞報道の前日、WHOが「ベーコンやハム、ソーセージなどの加工肉を1日に50gずつ食べると、大腸がん発症リスクが18％高くなる」とする研究結果を発表したのを受けた報道です。元々、加工肉を製造する工程で、いくつかの発がん性化学物質が発生するといわれていますので、予測されたことでもあります。でもこれが本当なら大変なことです。食肉業界団体は、この研究結果に反発を強めています。今後どのように展開してゆくかを見守ってゆかねばなりませんが、現時点では加工肉を控えるに越したことはないと考える方がよいでしょう。

(3) 肉の効用

　❶肉は、私達の体をつくり、維持してゆくために必須の蛋白質をたくさん含んでいます。体内の蛋白質には、筋肉の蛋白質分子から、ミクロの分子、例えば細胞内の酵素まで数えきれない種類があります。体の中の蛋白質はすべて消耗品で、それぞれを補充するために原料となる蛋白質を、良質の肉などから食事として摂取しなければなりません。

　従って肉を極度に敬遠したり、淡泊な食事を好む高齢者が肉の

摂取を減らし過ぎるのは、体の元になる蛋白質の補充ができないのでよくありません。適正量の牛肉や豚肉は鶏肉と共に摂取しましょう。

❷肉には肉ならではの特別な効能があります。

①ロイシン等のアミノ酸の補給：近年、高齢者の筋肉減少と筋力低下によるサルコペニアが大きな問題となっています。要介護を防ぐためにも、筋肉減少を改善する必要があります。そのためには、筋肉蛋白質の原料となる必須アミノ酸（ロイシン等）を多く含む牛肉などの蛋白質を、ある程度摂取することが大切です。この点はP.100に記載の通りです。

②アラキドン酸の補給：オメガ3系脂肪酸は、脳の神経細胞に多く含まれ、神経機能の維持に重要な成分で、青魚に多く含まれます。脳の神経機能にはオメガ6系脂肪酸のアラキドン酸も必要ですが、これは肉に多く含まれているため、この点でも肉の適正量の摂取が望まれます。この点はP.118に記載の通りです。

(2) 健康食としての医学的根拠が確立されつつある「地中海食」

日本では主に、「和」「洋」「中」の3つの形態の食事が一般的です。レストランは、「和」の日本食、「洋」のフレンチまたはイタリアン、「中」の中華料理に分かれています。家庭での食事では、「和」「洋」「中」の形態のいずれか、またはミックスした形態の料理が食卓に並びます。これまで「和」の日本食は、「洋」や「中」の食事に比べると健康的といわれ、昨今では世界的にも日本食が人気を集めるようになっています。しかし、伝統的な日本食は比較的に健康的な食事と思われますが、実際に健康によいというエビデンスは十分ではありません。

それに対し、現在健康面のメリットが多くの研究で証明され、健康上の十分な保証があるのが、「和」「洋」「中」のいずれでもない「地中海食」

です。本書の最後にあたり、世界で認められている、健康食としての「地中海食」を紹介し、その根拠を述べておきます。まさに日々実践したい健康食で、本書のまとめにふさわしい形態の食事です。

❹「地中海食」とはどのような形態の食事か？

「地中海食」とは、イタリア、フランス、スペイン、ギリシャなどの地中海沿岸地域の人々が食している伝統的な食事のことで、2010年にユネスコ無形文化遺産に登録されています。この地域には100歳を超える健康長寿者が多く、地中海食はそれを支える一つの要因として考えられています。

❺「地中海食」の特徴

「地中海食」には右の表のような特徴があります。

①野菜や果物にはいろいろなものがあります。毎食、何らかの野菜、果物を摂ります。調理の油はオリーブオイルを使います。主食のパンは全粒粉から作るパンです。日本では玄米といったところです。

②オリーブオイルの実や、ナッツ類、豆類、それにチーズやヨーグルトを食品として毎日摂取します。

地中海食の実際の内容

①野菜、果物、オリーブオイルを毎食摂る　主食は全粒穀物、または全粒粉（小麦、米の脱穀しない粉）で作るパンやパスタ等

②オリーブオイル、ナッツ類、豆類、チーズやヨーグルトの乳製品を毎日摂る

③肉よりも魚介類を多く使う

④肉は鶏肉を主にし、これと卵を週に数回

⑤赤身の肉（牛肉、豚肉、羊肉）はできるだけ控え、月に数回

⑥野菜の中でもじゃがいもは赤身の肉同様に摂取頻度を減らす

⑦デザートはフルーツを中心にして、スイーツはできるだけ避ける

③～⑤肉よりも魚を中心に魚介類を多く摂ります。肉の摂取は鶏肉を中心とし、赤身肉の摂取をできるだけ（月に数回程度に）減らします。

⑥野菜の中でもじゃがいもは別のものです。できるだけ減らします。

⑦お菓子やケーキなどのスイーツもできるだけ減らします。

● 「地中海食」の特性

「地中海食」で毎食、または毎日摂取される食材は、本書が述べてきた健康食品ばかりです。まず、野菜や果物は抗酸化食品で、さまざまな抗酸化物質を含み、生活習慣病、がん、認知症の予防に役立ちます（A章）。抗酸化食品の中でオリーブオイルとくるみなどのナッツ類は別格で、単なる抗酸化物質の供与食品の域にとどまらず、抗酸化作用以外の健康効果を生み出します。そこで、一口メモ（P. 203、204）でそれぞれの健康効果を別にまとめてあります。

また、チーズやヨーグルトの乳製品は発酵乳酸菌製品で、単なる便秘の改善にとどまらず、C章の「腸内環境」の改善を通して、がん・免疫疾患等の予防を含む全身の健康に寄与する食品です。

赤身の肉の摂り過ぎは、悪玉腸内細菌を増やし、大腸がんなどのがんリスクを高めることで注意すべきことです。そのため、赤身肉の摂取は極力減らしています。

● 「地中海食」の実際上の注意点

ここで表に出てくる食品について、日本で「地中海食」に近い形態の食習慣を実践する場合に念頭に入れるべき、二、三の注意点を述べておきます。

（i）「野菜と果物はできるだけたくさん摂りましょう」についての注意です。昨今の果物は非常に糖度の高い高級品が多くなっています。例えば、ブドウですが、粒が大きく、スイーツより甘いブドウが出回っています。リンゴも蜜入りの美味しいものが増え、みかんも多種類の甘味の強い美味しいものが増えてきました。地中海沿岸ではもっと素朴な果物が多いのですが、それを積極的にたくさん摂ることがよいということと、現在の日本のスイーツ的果物をたくさん摂ってよいということは別事です。糖分の多い果物は控えるようにすべきでしょう。また、野菜でも葉野菜と根菜では事情が違ってきます。一般に葉の野菜は多ければ多いほどよいでしょうが、根菜は多過ぎ

るとカロリー過剰になります。とりわけじゃがいもは控えたほうがよいようです。

（ii）「地中海食」では牛肉や豚肉は控えるようにとなっています。これも次の観点から注意が必要です。日本は高齢者人口が著増しています。それに伴い、サルコペニアで悩む人が多くなってきました。筋肉減少によるサルコペニアに対しては良質の蛋白質、とりわけ筋肉合成に必須のアミノ酸であるロイシンを豊富に含む食品の摂取が望まれます。ロイシンは赤身の肉から多く供与されます。従って高齢者が赤身の肉を摂らないことも問題です（P. 196の肉の摂り方のコラムを参照）。難しいところです。

❺「地中海食」の健康効果

地中海食によって、右表に一覧にしたさまざまな有益な健康効果が医学的に実証されています。特筆すべきいくつかの健康効果の背景を考えてみましょう。

まず、心筋梗塞や脳梗塞などの動脈硬化性疾患を減少させる効果です。2つの血管梗塞性疾患は動脈硬化の進行に基づいて発症します。動脈硬化は

地中海食による健康効果

①死亡率の減少

②動脈硬化性疾患
　（心筋梗塞・脳梗塞）の減少

③減量効果

④認知機能低下の予防

⑤がん発症率の減少

⑥糖尿病の予防と改善

血管に悪玉（LDL）コレステロールが沈着して進行してゆきます。ここで重要なことは、単にLDLコレステロールが血中に多いということだけではなく、LDLコレステロールが酸化されて生じる超悪玉コレステロール（P. 16、図A-2）が血管壁に溜まりやすいということです。

「地中海食」で、赤身の肉を減らすことでコレステロールの上昇が抑えられます。また、オリーブオイルのオレイン酸とくるみのリノレン酸には積極的に血中コレステロール値を下げる作用があります。さらに、野菜や果物は多量の抗酸化物質を含み、コレステロールの酸化を抑制します。これらの作用により、沈着する超悪玉コレステロールの減少が動脈硬化を抑制し、心筋梗塞や脳梗塞の発症を減らすと考えられます。

次に認知機能低下の予防、つまりアルツハイマー病の予防の効果です。オリーブオイルはオレオカンタールというポリフェノールを含みます。このポリフェノールは、アルツハイマー病の原因となるβアミロイド（P. 108）という蛋白質のゴミの排除に働きます。また、くるみに含まれるメラトニンもβアミロイド蛋白質の沈着抑制に働きます。このようにオリーブオイルとくるみに含まれる栄養素によってβアミロイド蛋白質の脳内の沈着が抑制され、アルツハイマー病リスクが低減されます。

　3つ目は減量、糖尿病改善効果です。地中海食では糖質制限食と同じ程度の減量が見られます。糖質制限食に比べ、ゆるやかに着実な、しかも長続きする減量効果が達成されるようです。また主食に全粒粉から作るパンなどの炭水化物を摂ることで、食後の急激な血糖上昇が抑えられ、糖尿病にもよい効果が生まれます。日本食では玄米、または大麦などの摂取で、食後血糖の急な上昇が防がれます（P. 59）が、これと同じことでしょう。

　以上、地中海食のさまざまな健康効果は医学的に裏打ちされています。

202　第3部　各食品の含有栄養素とその健康への貢献能のまとめ

一口メモ　オリーブオイルの卓越した健康効果

　世界で健康食として最も評価の高いのが地中海食ですが、その
うちの一つの食品となっているのがオリーブオイルです。オリーブ
オイルには2種類のポリフェノールと、オレイン酸という1つの脂肪酸が
含まれ、それぞれ次のような健康効果をもたらします。

　まず1つ目のポリフェノールはヒドロキシチロソールで、その強い
抗酸化作用は動脈硬化の抑制を通して生活習慣病の予防に働き
ます。また、美白作用と皮膚のコラーゲン生成を促進する作用で
美容効果にも貢献します。2つ目のポリフェノールはオレオカンタール
で、認知症（アルツハイマー病）の予防に働きます。その作用のメ
カニズムは、アルツハイマー病の原因とされるβアミロイドという蛋白
質のゴミを除去することです。

　次に、オリーブオイルが含む主な脂肪酸はオレイン酸で、この脂
肪酸は健康に非常に役立つことで、他の脂肪酸と根本的に異なり
ます。肉や卵に含まれる脂肪酸は体のエネルギー源となり大切なも
のですが、コレステロールを上昇させます。これに対し、オリーブオ
イルの主な脂肪酸となっているオレイン酸は、コレステロールを少し
低下させるか、少なくとも上昇させることがありません。

　オリーブオイル以外の植物油には血中コレステロール値を低下さ
せるものがあります。その作用は悪玉（LDL）コレステロールを低下
させますが、善玉（HDL）コレステロールも低下させてしまい、健康
効果としてはよくありません。一方、オリーブオイルのオレイン酸は
HDLを低下させることがないことから、別格の健康的植物油なの
です。

ナッツ類の健康効果

一口メモ

　ナッツ類には、くるみ、アーモンド、マカダミアナッツ、ヘーゼルナッツ、ピスタチオなどいろいろの種類があります。いずれも健康によい食品となりますが、とりわけくるみの健康効果は抜群です。ここで代表的なナッツとして、くるみについてその健康効果をまとめておきます。

　くるみは2種類の抗酸化物質と、脂肪酸の中でも健康によいオメガ3系脂肪酸（リノレン酸）を含みます。まず2種類の抗酸化物質ですが、そのうちの一つはポリフェノールで、くるみに限らずナッツ類にはさまざまなポリフェノールが含まれます。ポリフェノールの抗酸化作用は、動脈硬化の抑制など、一般的なポリフェノールと同様と考えてよいでしょう。

　2つ目の抗酸化物質は「メラトニン」という物質です。メラトニンは私達の体の中でも作られる物質で、眠りに役立つ一種のホルモンです。この眠りのホルモンともなるメラトニンは、実は強い抗酸化作用を発揮してくれるのです。ほとんどの動物も植物もメラトニンを合成していますが、中でもくるみはたくさんのメラトニンを作って含有しています。従ってくるみをたくさん摂取することは、大量の抗酸化物質を摂り入れることになるのです。「メラトニン」の優れた健康効果は、P. 125のコラムで紹介してあります。

　最後のオメガ3系脂肪酸のリノレン酸ですが、この脂肪酸はオリーブオイルのオレイン酸同様に、コレステロールの低下作用を持つことで健康的脂肪酸となります。従って、くるみをたくさん食べると健康によいことが多いと考えてよいでしょう。

索引　栄養素・食品

栄養素

ア行

アスタキサンチン	21
アラキドン酸	110,118,198
アリルシステインスルフォキシド	40
アントシアニン	19
イソチオシアネート	75
イソフラボン	19,80
梅リグナン	19
エニン	19,29
エピガロカテキン	29
オメガ3系脂肪酸	110,116,118
オメガ6系脂肪酸	110,118
オリゴ糖	56,60
オレイン酸	203
オレオカンタール	19,110,111,112,201,203

カ行

カカオポリフェノール	19
かつお節オリゴペプチド	151
カテキン	19,47
カルシウム	89,90,92,93,94
カロテノイド	21
キサントフィル	21

グリコシレート	75
クリプトキサンチン	21
クルクミン	19,111,112
グルタチオン	21
クロロゲン酸	19
ケルセチン	19
抗酸化ビタミン	110
ゴボウポリフェノール	19

サ行

植物性乳酸菌	57
食物繊維	55,58,61,138,176,177
水溶性食物繊維	55,58,59,138,139,164,166,168
セサミン	19

タ行

低分子アルギン酸ナトリウム	168
動物性乳酸菌	57
トランス脂肪酸	123

ナ行

難消化性デキストリン	177
乳酸菌	52,56,70
乳酸菌L-92株	70
乳酸菌LG21株	70
乳酸菌LGG株	70

乳酸菌ガセリ菌 ……………… 70
乳酸菌ラブレ菌 ……………… 70

ハ行

ビタミンA ……………………… 21
ビタミンB12 …………… 110,114
ビタミンB6 …………… 110,114
ビタミンC ……… 22,40,47,76,110,111
ビタミンD …… 89,92,93,94,105,115
ビタミンE ………………… 18,111
ビタミンK ……………… 89,92
ヒドロキシチロソール ……… 19,203
フェルラ酸 …………………… 19
フコイダン ………………… 40,79
プロシアニジン ……………… 19
不溶性食物繊維 …………… 55,58
ヘスペリジン ………………… 19
ポリフェノール …… 17,19,29,30,33,40

マ行

メラトニン ……… 21,110,112,125,204

ヤ行

葉酸 ……………… 110,113,114

ラ行

ラクトトリペプチド ……………… 151

リコピン ……………………… 21
リノール酸 ………………… 117
リノレン酸 ……………… 117,204
レスベラトロール ……………… 19
ロイシン ……………………… 100

アルファベット順

βカロテン ……………… 21,40
βグルカン ……………… 40,59,139
DHA ……… 110,117,118,176,178
EPA ……… 117,118,119,176,178

| 食品名 |

ア行

青汁 ……………………………… 22
青魚 ……… 110,118,173,176
赤ワイン ……… 19,20,40,75
アスパラガス ……… 21,55,110,115
アセロラ ……………………… 22
アブラナ科の野菜 ……………… 75
アボカド ……………………… 21
アーモンド ……………… 19,204
イチゴ ……………………… 22,75

206

イモ類	55	黒豆	19
ウコン	19,111	ケール	19,22
梅干し	19	抗酸化食品	17,19,110
温州みかん	21	コーヒー	19,40,111
えのき	40	穀物	55,61
エビ	21	ココア	19
大麦	60,61,138	小魚	93
大麦若葉	19	ゴボウ	19,55
オリーブオイル	19,110,112, 199,201,203	ごま	19,93
		コンブ	40,55,75,79

カ行

海藻	21,55,75,79	**サ行**	
カニ	21	山菜	19
蕪	75	サケ	21
カボチャ	21,55	生姜	19,75,110
カリフラワー	75	椎茸	40
カレー	111	しめじ	40
柑橘類	22,75	醤油	40,55
キウイ	21,22,75	スイカ	40
きくらげ	40		
きのこ	39,40,55,75,93	**タ行**	
キャベツ	40,55,75,93	大根	40,55,75
牛肉	100,197	大豆	19,75,93
牛乳	93,101	卵	110
キュウリ	19,40	タマネギ	19,40,55
魚介類	93	チーズ	55,93,101,199
くるみ	19,21,110,126,204	チョコレート	19

豆腐	75,80,93
トウモロコシ	55
杜仲茶（杜仲葉配糖体）	151
トマト	21,55
鶏肉	101

ナ行

ナス	19,40
納豆	40,55,75,80,93,101
ナッツ類	19,200,204
肉	110
乳製品	93
ニンジン	21,40,55
ニンニク	40,55,75
ぬか漬	55
ネギ	55

ハ行

白菜	75
発酵食品	55
発酵乳製品	55
バナナ	40,55
ピーマン	22,75
ひじき	40
ブドウ	19,40
ブルーベリー	19
ブロッコリー	22,75,93,110,115

ホウレン草	40,55,93,110,115
干し椎茸	93

マ行

まいたけ	40
マカダミアナッツ	204
豆類	55,199
みかん	19
味噌	40,55,75
めかぶ	40
モズク	40,75,79

ヤ行

焼きのり	22
ヨーグルト	40,55,57,93,199

ラ行

緑茶	19,22,40,47,75,111,112
リンゴ	19
レタス	40,93
レバー	21,93
レンコン	55

ワ行

ワカメ	40,55,75,79
ワサビ	75

索引　医学用語・疾患名

ア行

悪玉菌	53,54
悪玉コレステロール	16,23,161
悪玉調節物質	153
亜硝酸ナトリウム	76
アセチルCoA	162
アトピー性皮膚炎	68,70
アポトーシス	74,75,79
アルツハイマー型認知症	107
アルツハイマー病	107
アレルギー疾患	68
アンモニア	53
遺伝子変異	23,72,74,76,81,82
胃ピロリ菌	66
インスリン	130,174
インフルエンザ	47
栄養機能食品	158
エストロゲン	80,89,90,95

カ行

活性酸素	14,15,16,17,24,27,28,34, 75,82
花粉症	68
顆粒球	42
カルシトニン	89,90
加齢性サルコペニア	99
がん	16,24,72

がん遺伝子	84
気管支喘息	68
機能性表示食品	158
急性膵炎	172
キラーT細胞	86,87
軽度認知障害	109,124
減塩対策	148
抗ウイルス作用	47
抗がん作用	71,73,75
高血圧症	143
高コレステロール血症	164,166,168
光合成	31,34
抗酸化作用	17,25,74
抗酸化食品	17,19,75,77,110
抗酸化物質	17,110
高中性脂肪血症	172
高尿酸血症	180
骨粗鬆症	89
骨密度	92
コレステロール	16,160

サ行

酢酸	53,54
サプリメント	193
サルコペニア	98,99,100
酸化	15
脂肪酸	116

索引　209

食塩含有量	149	腸内細菌	50,51,139
食塩制限	147	痛風	182
食塩摂取量	148	糖質制限	140
食塩と高血圧	153	糖尿病	121,129,174
食後中性脂肪高値	170	動脈硬化	16,23,113,153,172
食品添加剤	74,76	特定保健用食品	151,157
食物アレルギー	68	トクホ	151,157
心筋梗塞	16,20,23,97,172	トランス脂肪酸	123
新免疫療法	87		

ナ行

腎機能低下	183	内臓脂肪	153,154
腎臓結石	183	ナトリウムリサイクルシステム	
スコットランドの悲劇	20		155,156
生活習慣病	22,23,121,153	ニトロソアミン	76
整腸作用	55,56	乳酸	52,53
善玉菌	53,54	乳酸桿菌	52
善玉調節物質	153	乳酸菌	51,52,55,68
善玉乳酸菌	55	尿管結石	183
善玉ビフィズス菌	55	認知症	108,109
		認知症の予防	119,120

タ行

単球	42	ヌクレオチド	82
大腿骨骨頭骨折	91	脳梗塞	16,23,96,153,172
タウ蛋白質	108		
地中海食	198,199		

ハ行

中性脂肪	116,169	発がん物質	54,66,72,73,74,83
超悪玉コレステロール	16,23	発がんリスク	65
腸内環境	50,55,139	白血球	42

皮下脂肪	153	老化	16,24
ビフィズス菌	51,52,54,55,57	老人斑	108
ピロリ菌	66	ロコモ	88,98
副甲状腺ホルモン	89	ロコモティブシンドローム	88,98
プリン体	181,187		
フレンチパラドックス	20	**アルファベット順**	
プロバイオティクス	62,63,64	ATP	14,15,26,33,129,181
ペプチド食品	151	βアミロイド	108,111
ホモシステイン	112,113,114	B細胞	43
変形性膝関節症	101	Bリンパ球	43
変形性脊椎症	103	DNAの構造	82
		HbA1c	133
マ行		IgA抗体	67
ミトコンドリア	14,26,130	IgE抗体	68
メタボリックシンドローム	144	LDLコレステロール	16,23,163
免疫増強作用	67	NK活性	38,45
免疫増強物質	39	NK細胞	36,42,43,45,46,78,85
免疫療法	86,87	NK細胞活性化	40,41,43,45
免疫力	35,37,40,74,75,78	PD-L1蛋白質	87
物忘れ	108	PD-1蛋白質	87
		TNFα	40,41
ヤ行		T細胞	43,85
抑制シグナル	87	Tリンパ球	43,85
		8-OHdR	32
ラ行			
リン	97		
リンパ球	42		

あとがき

　脱稿にあたり、再度 P. 190〜192 の「健康に役立つ食品と含有栄養素一覧表」をながめてみました。実に多くの栄養素が、私達の健康に貢献すべく存在することに驚きを禁じえません。また、ほとんどの栄養素は、日々私達が食している植物由来の食材に含まれていることに、感慨を深くします。

　しかし、栄養素があまりにもありふれた食品に含まれていますと、日々その食品を食していても何らその恩恵を意識することはないことでしょう。本書をお読み頂いた方には、この植物界から頂く恩恵を充分認識して頂きたく思います。例えば A 章（抗酸化食品）の章末コラムの図を見て頂きますと、動物界と植物界の間に栄養と栄養素の見事な循環が存在することに感嘆します。

　このような知識を知りますと、植物界からの恵みを大切にして食する習慣が身につきます。親がそれを認識することにより子供への食の指導、これを食育といいますが、正しい食事のしつけができることにもなります。さらに、食品のありがたみを知れば、食品の無駄も世の中から自然と減ってゆくことでしょう。

　今の世の中の健康ブームにのって、日々多くの健康に関する記事、健康食品のコマーシャルが雑誌、新聞、テレビに登場します。しかしそのほとんどの記事やコマーシャルでは、各栄養素がどのような仕組みで健康効果を生み出すのか、その仕組みについてはほとんど説明されてないことが多いようです。とりわけ、「抗酸化作用」「免疫増強作用」「抗がん作用」については漠然とした謳い文句で健康効果が宣伝されています。

一昔前に、「タマネギが健康によい」「バナナが免疫力を高める」などという表面的な健康効果を謳うコマーシャルがありました。翌日から購入が殺到して八百屋さんや果物店の棚からタマネギやバナナが消えるという事態が起こったことがあります。でもこのような騒動は一時的で、2、3カ月後にはまた、元通りになりました。うわべだけの健康情報には健康努力が長続きしません。その食品がどのようによいかを知り、納得することで努力が続くものです。つまり、食品の本来の健康に貢献するメカニズムまで理解して、教養を高めて頂くことが大切だという考えのもとに本書が成立しています。

　人は加齢と共にさまざまな病気に遭遇してゆくことになります。これは生物の宿命で避けがたいことです。少しでも長く健康を維持してゆきたいということが万人の希望です。これには日々、健康に留意した生活を送ることが必須で、食生活の注意と努力は、その大きな側面を有します。本書の「食」の知識が、健康生活を送ることを希求する読者諸氏のささやかな助けになればこの上ない喜びでございます。

　最後に出版に関してお世話になった関係各位に、お礼の言葉を贈りたいと思います。本書の第2部に記載しています事柄を中心に、当診療所の患者のお一人お一人が、筆者との診察中の会話で、本書出版の動機と内容の示唆を与えてくれましたことに、深くお礼を申し上げたいと思います。また、筆者の手書きの原稿と手描きのイラストをパソコンに入力してくれた当診療所職員の安田真美さんと遠藤菜月さんのご助力と、本書の発刊にあたり、きめ細やかな編集作業を成し遂げて下さいました現代書林のスタッフの皆様のご尽力に深謝します。

　　2019年11月

　　　　　　　　　　　　　　　　　　　　　　　　　　　　藤原大美

［参考図書］と文献・記事

(1) 『世界一シンプルで科学的に証明された究極の食事』
（津川友介著）　東洋経済新報社、2018年

(2) 『食は医力』（浅野純次著）　教育評論社、2006年

(3) 『長生きしたければミトコンドリアの声を聞け』（大谷肇著）
風詠社、2013年

(4) 『健康長寿のための食生活』（光岡知足著）　岩波書店、2002年

(5) 『図解名医が教える病気にならない最強の食事術』（白澤卓二監修）
扶桑社、2018年

(6) 『医者が教える最強の食事術』（白澤卓二監修）　宝島社、2018年

(7) 『老けない最強の食べ方』（白澤卓二監修）　笠倉出版社、2018年

(8) 『予防とつきあい方シリーズ：高血圧・糖尿病―生活習慣病―』
（荻原俊男監修）　メディカルレビュー社、2006年

(9) 『アンチエイジング医学の基礎と臨床』
（日本抗加齢医学会専門医・指導士認定委員会編）　メジカルビュー社、
2015年

(10)『病気を知る、防ぐ、治す　新・家庭の医学』（藤原大美著）
現代書林、2017年

(11)『がんの原因と対処法がよくわかる本』（藤原大美著）
現代書林、2015年

(12)各種学術雑誌より多数の論文、各種雑誌の健康コーナーや新聞の
ヘルス面より多数の記事

けんこう た もの えいようそ きょうかしょ
健康になる食べ物と栄養素の教科書

2019 年 12 月 21 日　初版第 1 刷

著　者	ふじわらひろ み 藤原大美
発行者	坂本桂一
発行所	現代書林
	〒162-0053　東京都新宿区原町 3-61 桂ビル
	TEL ／代表　03 (3205) 8384
	振替 00140-7-42905
	http://www.gendaishorin.co.jp/
カバーデザイン	中曽根デザイン
イラスト	藤原大美

印刷・製本：(株) シナノパブリッシングプレス　　　　定価はカバーに
乱丁・落丁はお取り替えいたします。　　　　　　　　表示してあります。

本書の無断複写は著作権法上での例外を除き禁じられています。購入者以外の第三者による本
書のいかなる電子複製も一切認められておりません。

ISBN978-4-7745-1834-3 C0047